分娩の生理と合併症

子宮収縮剤の本質と過剰投与の背景

分娩誘発 より安全に、より確かに

Physiology of Labor and Delivery and Associated Complications

Intrinsic Characteristics of Uterotonics, and Background to Overdosage

Induction of Labor-With Greater Safety and With More Profound Certainty

薬ありて生き

℞ **Oxytocin の歴史**
Oxytocin は 1886 年 Marie により下垂体中に見出され、1909 年 Bell が下垂体の水製エキスを用いて子宮筋の収縮を認め、1911 年 Hoffbauer によって産科的実地に、陣痛促進剤として応用せられるに至った。1928 年 Kamm は血圧上昇物質 Vasopressin と陣痛促進物質 Oxytocin を分離、1949 年 Vigneaud らにより純品に分離され、1956 年化学合成品が出来、現在は殆ど合成品である。

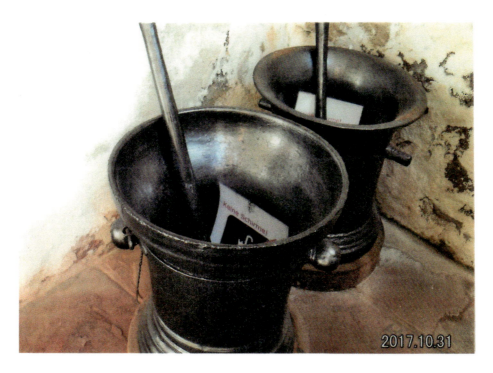

The chemical structure of oxytocin. The nine amino acid residues are numbered in the generally accepted sequence.

18 世紀頃の乳鉢

DEUTSHES APOTHEKENMUSEUM にて

薬ありて中毒あり

Chapter 11[31)]

しきゅう

⑰子宮の神経（Ⅰ）

子宮は主として交感神経によって支配されているが，脊髄神経および副交感神経の支配も受けている．自律神経のなかに知覚および運動神経線維が網の目状に臓器に分布している．子宮などの収縮による疼痛刺激は知覚神経（交感神経性）により胸神経のT_{11}～T_{12}に入り中枢にいく．また子宮頸ならびに腟上部の刺激は知覚線維（副交感神経性）により骨盤神経を経て仙骨神経のS_2～S_4に入る．産道の出口すなわち腟下部と会陰からの刺激は腸骨鼠径神経および陰部神経に入る．一方，子宮筋の運動を支配する運動線維（交感神経性）は胸椎のT_7～T_8にあるといわれる．

子宮頸の左右後側壁で内子宮口の高さ付近に1つの神経叢がみられる．この神経叢は子宮腟神経叢またはフランケンホイゼル神経叢とよばれる．この神経叢内を交感神経線維，副交感神経線維などが走っている．したがって子宮側縁から大部分のものが子宮筋層に入り，個々の筋線維に分布し末梢に至る．

子宮腟神経叢は交感神経線維を腸骨動脈神経叢から受ける．その経路は腹大動脈神経叢より発し，上下腹神経叢ついで腸骨動脈神経叢，下下腹神経叢（骨盤神経叢）をへて子宮腟神経叢に至る．一方，下下腹神経叢は副交感神経線維を仙骨神経のS_3とS_4の仙骨神経から骨盤神経を介して受けている．このように子宮に入る神経線維はすべてフランケンホイゼル神経叢を通る．この神経叢から子宮，腟，膀胱などに神経線維を出している．（解説：寺木良巳）

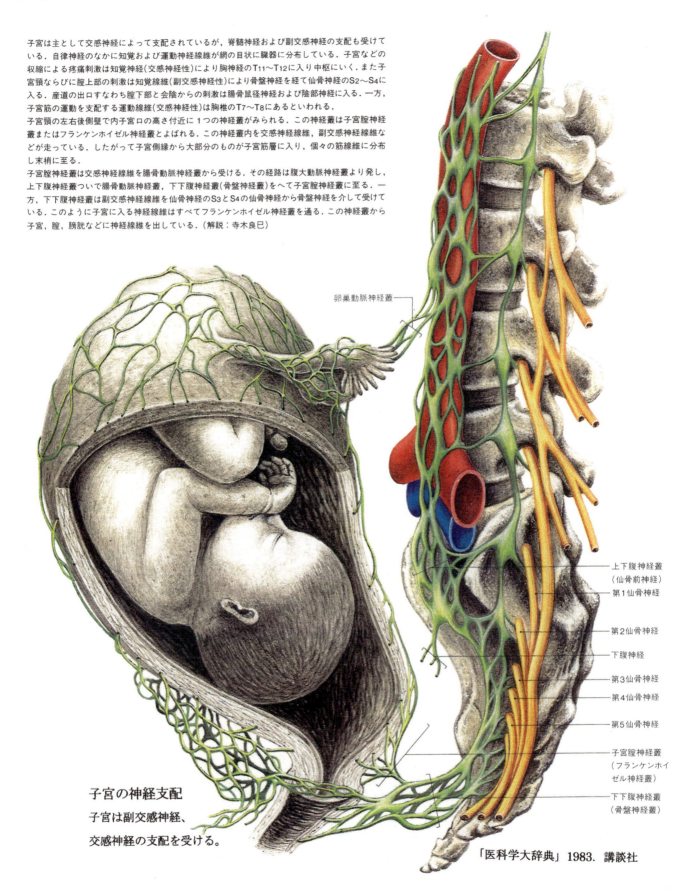

子宮の神経支配
子宮は副交感神経，交感神経の支配を受ける．

「医科学大辞典」1983．講談社

⑦女性骨盤の矢状断面図

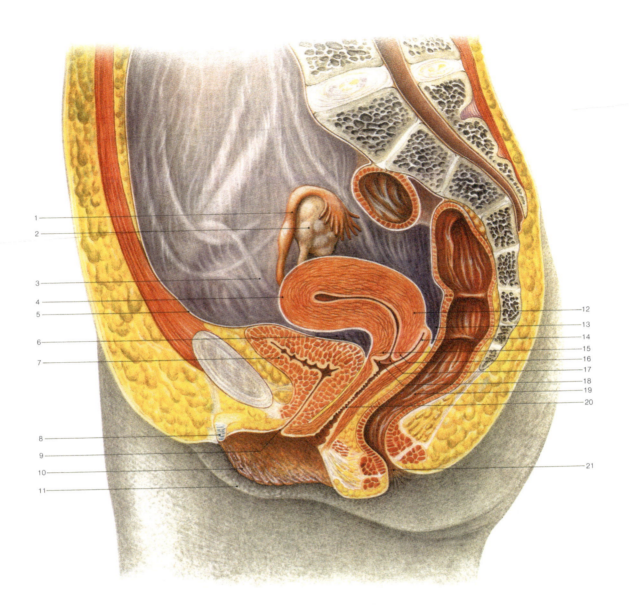

子宮の位置とその周辺
1.卵管 2.卵巣 3.子宮円索 4.子宮底 5.腹膜 6.膀胱子宮窩 7.膀胱 8.陰核 9.外尿道口 10.小陰唇 11.大陰唇 12.子宮頸 13.直腸子宮窩 14.後腟円蓋 15.前唇 16.後唇 17.外子宮口 18.前腟円蓋 19.直腸 20.腟 21.肛門

子宮は小骨盤腔のほぼ中央にあり、膀胱と直腸の間に位置し全体に前方に傾斜している。子宮は腹膜によっておおわれ、前面では膀胱腹膜に反転するところに膀胱子宮窩があり、子宮後壁と直腸前壁には直腸子宮窩あるいはダグラス窩を形成する。子宮の下方には腟があり、子宮下部の腟内に突出した部分を子宮腟部と称する。腟部中央に頸管が開く外子宮口がある。その前方に前唇、前腟円蓋、後方に後唇、後腟円蓋があり腟へ移行する。（解説：寺木良巳）

「医科学大事典」1983．講談社

子宮はオキシトシン、プロスタグランジン $E_2, F_2\alpha$ に強く影響される。陣痛誘発、陣痛促進に用いられる。

はじめに

　2005年の暮れ、ショッキングなニュースが報じられた。陣痛促進剤「不適切投与」とあり、子供100人副作用死、母親も27人：注意添付92年以降、重い後遺症68人と、危惧していたことが、ついに起こったかというのが筆者の率直な感想である。ガイドラインが作成され、対策が取られてきたが、今日なお事象が絶えない。原因が不詳のままである。打開のため外国誌に投稿したが、次の様な回答であった。すでにPGに関する事柄はexcessive uterine toneとassociated in deleterious maternal effectsにより使用されていないとのことであった[1]。

　先年、子宮収縮剤としてオキシトシンにとって代わるかと期待され、わが国で発売されたプロスタグランジンではあるが、重大な副作用がみられる。欧米の教科書にはプロスタグランジンは子宮収縮剤と認められていない。従ってプロスタグランジンによる事象の報告はない。諸外国で安全に使用されているオキシトシンについても、わが国では脳性麻痺の事例がみられる。安全対策が論議されているが、脳性麻痺、脳内出血と子宮収縮剤との因果関係については評価困難と見送りのままである。その根拠に乏しいことによる。可能な限り科学的にこれを解明し、その成果を社会に還元することが大切なことと思われる。この点から、子宮収縮剤の本質を見直して上記の事象がなぜ起こるかについて検討した。

　本来、この問題は1976年にオキシトシンとプロスタグランジンの優劣という題で学会でパネルディスカッションが行われた時点で結着がつけられるべきであった。米国、英国などでは承認されず、我が国では今日でも発売されている。この時はPGが承認された後であった。以来40年もの間、事象は継続していたことになる。昨今、自動車の燃費不正事件で20年の歳月を費やしたが、本件は親子の生命に関わることで失われたものの影響の大きさを痛感せずにはいられない。現在でも国内の副作用がみられている。単なる副作用ではなく、重大な副作用、すなわち脳性麻痺や脳内出血は薬物中毒に値すると思われる。中毒はなぜ起こるか、副作用を予防するにはどうすればよいか等について、ガイドラインとは異なる基礎薬理学の観点から検討した結果、過量投与による子宮の過収縮と血圧の上昇に起因することが示唆された。安全対策はトコグラムの解析と血圧に対する留意が必要と考えられる。わが国では産科医が正常な分娩に付き添うことは少なく、陣痛の経過観察、異常の判断には助産師よりの報告によるところが大きい。特に子宮収縮剤の使用に際して十分な知識と迅速な処置が求められる。本書が医療従事者の現場対応に十分な資料を提供するものと信じる。

1) Luckas M. Bricker L. Intravenous prostaglandin for induction of labour Databases of Systematic Rev. 20000, Issue 4. Art. No: CD002864, DOI: 10..ICD002864.

目次

Oxytocin の歴史

子宮の神経模式図

女性骨盤の矢状断面図

はじめに

第Ⅰ編　安全対策編

第1章　　子宮収縮剤使用の副作用（中毒）報告……………………………………………10〜20

　　　　第1節　脳性麻痺の報告と原因分析

　　　　第2節　出血性脳血管障害等の報告

　　　　第3節　安全対策調査会　議事録

第2章　　子宮収縮剤使用の現状………………………………………………………………21〜29

　　　　第1節　脳性麻痺の発症

　　　　第2節　脳血管障害（脳内出血）の発症

　　　　第3節　子宮収縮剤としての必要な条件

　　　　第4節　Oxytocin と PG の優劣

第3章　　子宮収縮剤投与量の変遷……………………………………………………………30〜47

　　　　第1節　オキシトシン　Oxytocin（Ox）

　　　　　1. 日本薬局方

　　　　　2. 添付文書（2007年12月）

　　　　　3. 産婦人科診療ガイドライン

　　　　　4. 米国ガイドラインより抜粋

　　　　第2節　プロスタグランジン $F_2\alpha$　（$PGF_2\alpha$）

　　　　　1. $PGF_2\alpha$ 治験段階での用量

　　　　　2. $PGF_2\alpha$・添付文書の用量

　　　　第3節　$PGF_2\alpha$ 留意点の用量

　　　　　1. 治療量

　　　　　2. 増量 1.5ug/分は必要か？

　　　　　3. 体重当たり用量の重要性

　　　　第4節　留意点 2008 に対する評価

　　　　　1. 改訂への要望

　　　　2．至適濃度

　　第5節　二重基準・過剰投与の背景

　　第6節　Oxytocin と PGF$_2\alpha$ の用量比の算定

第Ⅱ編　基礎編

第4章　子宮収縮剤の性状・特徴……………………………………………………48〜59

　　第1節　オキシトシン oxytocin

　　　　1．化学構造

　　　　2．生成部位

　　　　3．オキシトシンとバソプレシンの生理活性

　　　　4．オキシトシンの血圧作用（妊娠による変動）

　　第2節　用量と子宮収縮

　　　　1．用量と反応曲線（Ox,PG）

　　　　2．ヒト妊娠末期子宮の Oxytocin,PGF$_2\alpha$ に対する感受性

　　　　3．オキシトシン半減期の算定

　　　　4．オキシトシンの血中濃度の算定

　　第3節　プロスタグランジン

　　　　1．化学と種類

　　　　2．薬理作用

　　　　3．プロスタグランジン F$_2\alpha$ の血圧作用

　　　　4．プロスタグランジンの半減期の算定

　　　　5．プロスタグランジン F$_2\alpha$ の血中濃度の算定

第Ⅲ編　臨床応用編

第5章　分娩誘発と陣痛促進……………………………………………………………60〜65

　　第1節　用量と子宮収縮

　　　　1．オキシトシン用量と子宮収縮

　　　　2．生理的収縮と過収縮

　　　　3．誘発剤の使用の留意点

　　　　4．分娩第1期の子宮収縮

　　　　5．頸管の開大度と子宮収縮剤

第6章　分娩監視装置……………………………………………………………………66〜78

　　第1節　分娩経過

　　第2節　分娩の管理と陣痛記録

　　　　1．Montevideo 法による陣痛計測（内則法）

　　　　2．Planimeter による陣痛計測（外測法）

第3節　過強陣痛

1. 過強陣痛の定義

2. 過強陣痛 hypercontractility のトコグラム（Planimeter による計測）

第4節　胎児心拍数と子宮収縮

症例1 自然陣痛→過強陣痛→自然分娩→仮死II度

症例2. 分娩誘発→メトロ挿入→過収縮→陣痛消失→オキシトシン注入→子宮破裂

症例3. 陣痛促進→PGF$_2\alpha$→Hypertonus→脳内出血・高血圧

症例4. 分娩誘発→PGF$_2\alpha$→Hypertonus→脳内出血・高血圧

第7章　胎盤へのアプローチ･････････････････････････････････79～92

第1節　胎盤の構造と機能

第2節　胎盤関門と物質通過

第3節　胎盤におけるセロトニンの拮抗作用

第4節　過収縮と胎盤乏血

第5節　プロスタグランジン F$_2\alpha$ の胎児致死作用

第6節　プロスタグランジン F$_2\alpha$ の流産作用

第7節　ヒト胎盤灌流実験

1. セロトニンの胎盤灌流への影響

2. 胎盤血管におけるセロトニン拮抗

3. プロスタグランジン F$_2\alpha$ と胎盤灌流

第8節　全身オートラジオグラフィー（妊娠ラット）

第9節　液体シンチレーションカウンター（PGF$_2\alpha$）

1. PGF$_2\alpha$ 組織内分布

2. PGF$_2\alpha$ の投与用量による組織内分布の差異（液シン測定）

第10節　ミクロオートラジオグラム（PGF$_2\alpha$）

第8章　微小循環動態･････････････････････････････････････93～98

第1節　腸間膜血管に及ぼす PGF$_2\alpha$ の影響

第2節　子宮間膜血管に及ぼす PGF$_2\alpha$、A d の影響

第3節　オータコイドの子宮、腸間膜血管への影響

第4節　ラット微小循環と血圧の関係

第9章　妊娠中毒症とオータコイド････････････････････････99～102

第1節　血管作動物質

第2節　子癇前症の原因

第3節　妊娠中毒症とセロトニン

第10章　循環への影響････････････････････････････････103～123

第1節　動物実験の重要性

第2節　血圧、子宮及び胎盤血流測定

第3節　各薬物の循環への影響

1. PGE_1 の血圧、子宮・胎盤血流への影響

2. PGE_2の妊娠ラット血圧、子宮・胎盤血流への影響

3. $PGF_2\alpha$の妊娠ラット血圧、子宮・胎盤血流への影響

4. 5-ＨＴの妊娠ラット血圧、子宮・胎盤血流への影響

5. Oxytocin のラット血圧、子宮血流に及ぼす影響

第4節　動物実験のデータ解析

1. $PGF_2\alpha$の昇圧作用

2. PGE_2は血圧降下物質か

3. PGE_1 の胎盤血流増加作用

4. オキシトシンの血圧作用

5. 5-ＨＴの胎盤剥離作用

6. 子宮内圧と循環動態

1）血管作動薬の妊娠ラットへの子宮収縮作用と子宮血流、血圧に及ぼす影響

2）プロスタグランジンの妊娠ラットへの子宮収縮作用と胎盤血流、血圧に及ぼす影響

第１１章　　Journal 原著論文……………………………………………………124〜149

Tocographic Signs of Fetal Asphyxia and Maternal Cerebral

Hemorrhage as Seen on the Tocogram

原著　トコグラムにみる胎児仮死、脳内出血の徴候

おわりに………………………………………………………………………………150〜151

著者略歴 ……………………………………………………………………………………152

第Ⅰ編　安全対策編

第1章　子宮収縮剤使用の副作用（中毒）報告

"薬に副作用のない薬はない"といわれるが、添付文書にも副作用等が記載されている。重大な副作用の中に胎児仮死もみられるが、脳性癩痺などは直ぐに症状が現れないので、子宮収縮剤の副作用として載せられていない。それぞれの薬には治療量があり、用量として添付文書に記載されている。適量で必要な効果が現れてくる。さらに用量を増すと、作用も次第に強くなるが、ついには限界に達し頭打ちになる。このような用量になると中毒作用が現れる。中毒症状を現さない最大量を最大有効量という。最大有効量以上は中毒量となる。本稿で中毒作用報告としたのは、単なる副作用ではなくて、過量投与による中毒の事例が多くみられると思われるからである。重大な副作用は二つに大別する事ができる。

第1節　脳性麻痺の報告と原因分析

　最近、厚労省から報告された子宮収縮剤によると脳性麻痺の事例は、平成26年7月1日から同年11月9日までの間にオキシトシン17例、ジノプロスト5例、ジノプロストン6例であった（表1）。オキシトシンによる脳性癩痺の発症は多くは、低酸素症によると思われる胎児心拍数の異常と、子宮破裂に伴う親子症例にあった。ジノプロストによる脳性癩痺は低酸素血性脳症、胎児ジストレス症候群と母体の子宮筋過緊張、羊水栓塞により、また、ジノプロストンによる脳性癩痺は胎児仮死、胎児ジストレス症候群と母体の常位胎盤早期剥離、子痛、子宮破裂、羊水栓塞に伴うものであった。

この様に子宮収縮剤による脳性癩痺の発症状況は薬剤によりそれぞれ特徴がみられた。このことは、脳性癩痺と子宮収縮剤との間に因果関係のあることを示唆していると思われる。

表1　脳性癩痺の事例報告[1]

年齢	一般名	副作用名	親子症例
一歳未満	オキシトシン	脳性癩痺（17）	子宮破裂 {2} 血圧低下（1）
		胎児徐脈 {2}	
一歳未満	シノプロスト	脳性癩痺（5）	ショック {1} 子宮筋過緊張 {2}
		胎児ジストレス 2）	羊水栓塞症（1）
		心拍異常 {2}	
一歳未満	ジノプロストン	胎児死亡 {2}	胎盤早期剥離（2）
		脳性癩痺 {5}	子痛 {1}
		胎児ジストレス（5）	子宮破裂（1）
		新生児仮死 {4}	羊水栓塞症 {1}
		胎児アシドージス {4}	

次に、産科医療補償制度、再発防止委員会の 2015 年度の報告[2] では、分析対象例の脳性まひ発症の主たる要因で、病態が明らかであった事例 307 件中、常位胎盤早期剥離が 120 件、臍帯因子が 91 件、子宮破裂が 17 件などであった。（表 2）。この主な原因となっている胎盤早期剥離と妊娠高血圧症候群との関連について委員会では 534 例の分析で、妊娠高血圧症候群を合併した事例は 45 件（8.4%）であり、このうち常位胎盤早期剥離を合併した事例は 27 件（60.0%）と高率であった。

　しかし、分娩時に起こる分娩時の高血圧はこの統計に入っていない。この統計には子宮収縮剤による高血圧と思われるものが見当たらない。しかし、前の厚労省からの事例には子宮収縮剤の副作用が脳性麻痺の原因とある（1 歳未満時）。統計の取り方に起因すると思われる。他方、日産婦「産婦人科診療ガイドライン－産科編 2014[3]」では常位胎盤早期剥離の危険因子としての子宮収縮剤との因果関係については否定的であると載せている。ここでも、子宮収縮剤による関与は挙げられていない。

　脳性麻痺の親子の事例でも、常位胎盤早期剥離、子癇の症例がみられている。この分析によると、副作用としての病態はあるが、それが何によって、もたらされたかの記述がない。

　胎盤早期剥離、子宮破裂は子宮収縮剤によることが多いが、この様に、一年を経過して始めて、脳性麻痺が確認されている。分娩時、高血圧の記録がなくとも、胎盤早期剥離の新生児には、予後の十分な観察が必要と思われる。

表 2　原因分析報告書において脳性麻痺発症の主たる病原因として記録された病態[2]

全症例		307
常位胎盤早期剥離		120
前置胎盤・低置胎盤の剥離		2
胎盤機能不全または胎盤機能の低下	妊娠高血圧症候群に伴うもの	5
	妊娠糖尿病に伴うもの	1
	その他	6
臍帯因子	臍帯脱出	23
	その他の臍帯因子	68
子宮破裂		17
その他		65

　また脳性麻痺分析対象 534 例中、子宮収縮剤が使用された事例は 146 件あった。事例 146 件の内訳はオキシトシン 123 件、PGF2α20 件、PGE$_2$37 件（重複あり）で、「投与量を基準より多い、基準内」とに分けている。その基準は PGF2αでは学会指針の 6 〜 25μg/ 分、添付文書の 6μg/ 分であり、指針のものと思われるが、二重基準が問題で、過剰投与の背景がある[10]。

第2節　出血性脳血管障害等の報告

　陣痛促進剤の安全対策について、平成25年7月25日、厚労省において調査会が開かれた。議題は陣痛促進剤による出血性脳血管障害、常位胎盤早期剥離、及び子癇のリスクに関する調査、報告[4]がなされた。

1.出血性脳血管障害について、平成21年12月から平成25年6月までに報告されたオキシトシン、$PGF_2\alpha$、PGE_2の事例は、それぞれ4例、5例、2例（重複除き）合計10あり（表3）PMDA（機構）では、何れの副作用についても、陣痛促進剤と出血性脳血管との因果関係を不明と評価した。海外症例については、調査対象になる副作用はなかった。

2.常位胎盤早期剥離について、同期間中に報告されたオキシトシン、$PGF_2\alpha$、PGE_2でそれぞれの2例、1例、1例（重複除き）3例であった（表3）。PMDAでは同じく因果関係不明と評価した。海外症例については、調査対象になる副作用報告はなかった。

3.子癇についても同じく同期間中2例、1例、0例（合計3例）で因果関係は不明とした（表3）。海外症例については、調査対象の副作用報告はなかった。

表3　脳・胎盤血管障害に該当する副作用報告[4]

一般名	報告副作用名
オキシトシン	脳出血（3）
	くも膜下出血（1）
	常位胎盤早期剥離（2）
	子癇（2）
$PGF_2\alpha$	脳出血〔3〕
	くも膜下出血〔2〕
	胎盤早期剥離〔1〕
	子癇〔1〕
PGE_2	脳室内出血〔1〕
	くも膜下出血〔2〕
	胎盤早期剥離〔1〕

「日本の母体死亡　妊産婦死亡症例表」　（株）三宝社、1998年

機構評価

以上、機構では出血性脳血管障害、常位胎盤早期剥離、子癇とそれぞれ分けてあるが、症状は高血圧と、脳出血であり、部位により、時間により診断名も異なるが、三者の間に明確な区別は無いと思われるので一括して示す。

上記の症例について因果関係評価困難とした理由は次の様なものである。

○　妊娠高血圧の可能性がある。

○　薬剤投与から意識消失までに症状や血圧の変動がない。

○　薬剤投与後7時間以上経過してから、症状が発現しており、時間的な関連性は低いと考えられる。

○　出血性脳血管障害の発現が確認出来ない。

○　薬剤投与から痙攣発作発現までの情報が少ない。

○ 促進剤投与中の患者の状態に関する情報が不足している。

○ 意識消失時の血圧が測定されておらず医薬品の使用と脳出血との因果関係は評価困難。

○ 医薬品の使用と胎盤早期剥離との因果関係は不明

○ 遅発性胎児徐脈が認められたにも拘わらず薬剤を増量していること。投与薬剤の使用と早期剥離の因果関係は不明。

○ $PGF_2\alpha$ の投与終了時期が不明で、痙攣発作時との時間的関係が不明。

調査結果を纏めると、

●国内外のガイドラインにおいて、分娩時の脳内出血、常位胎盤早期剥離、子癇を引き起こす要因として陣痛促進剤は記載されていないこと。

●文献等の調査において、陣痛促進剤と脳内出血、常位胎盤剥離、子癇との関連性について明確に述べられているものが確認できないこと。

●いずれの副作用報告においても陣痛促進剤使用と脳内出血、常位胎盤早期剥離、子癇との因果関係は不明であること。

そして、総合評価として、「報告された症例の中には、点滴の開始速度や陣痛促進により投与時の分娩監視が適切でなく、母体や胎児の状態悪化への対応の遅れ等が要因で発現も見受けられることから、今後も引き続き、添付文書に記載されている注意喚起を遵守し、適正使用が確保されるよう情報提供を続けることが重要であると考える」としている。

産婦人科診療ガイドライン－産科編 2014 に「脳内出血、常位胎盤早期剥離ならびに子癇と子宮収縮剤との因果関係については否定的である」との文献[5] を載せている。

以上全て検討した結果、機構では平成 25 年、第 3 回の安全対策調査会でも子宮収縮剤と事象との因果関係は明確でないとの結論であった。

何故、毎回、子宮収縮剤と事象との因果関係は否定的、判定不能なのか、その原因は何処にあるのか。原因不明では安全対策にならない。原因不明の原因は**投与量の問題**にある。報告例をみると何れも、文献 [5] でも子宮収縮剤の使用の有無についてだけ述べている。出血性脳血管障害における機構の調査で $PGF_2\alpha$ の調査で論文[5] 1 件を取り上げ、国内年間 240 万人の分娩で、分娩時死亡で脳出血によるとされる 35 例のうち陣痛促進剤使用例は 5 例であり、非使用群での頻度と比較し有意にリスクが高いとは言えずとある。$PGF_2\alpha$ は内因性の物質で非投与でも事象は起こる。統計で差がみられないのは当然のことと思われるが、この 5 例についてもオキシトシンか、$PGF_2\alpha$、PGE_2 何れかの子宮収縮剤を、どの用量、速度で投与したかについては、明らかにしていない。ただ投与群、非投与群に分けて統計処理したのみである。内因性の関与、個人の感受性など考慮していない。トコグラム上の過陣痛の記録もみられない。これで、因果関係を否定し得るだろうか。

また、機構では、ヒトでの検討で妊婦 10 例に $PGF_2\alpha$ 0.04~0.06 μg/kg/分で 1 例のみ 24/30mmHg の上昇とあり、また妊婦 1 3 例に投与速度 0.05~0.10 μg/kg/分においては、血圧の以上変動は認められなかった。事例の報告はなかったことになる。

機構で取り上げている例は何れも投与速度 0.04~0.10 μg/kg/分で筆者の換算では 2.4~6.0

μg/分の用量である。添付文書は 6.0μg/分である。産科ガイドラインでは初回 6.0、維持 6~15、最大 25μg/分である。

　用量、オキシトシンも含めて $PGF_2\alpha$ が血圧に対して安全な薬剤であるかどうかの基礎的な分析なしに、子宮収縮剤の使用状況と脳血管障害等、高血圧による因果関係を論じてきている。機構の文献検索では、たびたび国内外の子宮収縮剤と述べているが、$PGF_2\alpha$ 製剤は欧米では使用されていないし、産科教科書にも収載されていない。これらを明確に区別しないと誤解を招くことになる。

　以上、平成 25 年度の陣痛促進剤による出血性脳血管障害、常位胎盤早期剥離、及び子癇のリスクに関する調査が行われ、機構では、それぞれの収縮剤について(1)海外の添付文書の状況(2)国内外のガイドラインの調査　(3)文献等の調査(4)副作用報告の因果関係評価(5)陣痛則促進剤による血圧上昇に起因する脳内出血の発現の可能性について広範囲に検討されてきた。今回の調査結果から、前回、専門協議を踏まえた使用上の注意の改訂及びそれに基づく安全対策は妥当であったと判断した。今後も引き続き、添付文書に記載されている注意喚起を遵守し、適正使用が確保されるよう情報提供を続けることが重要であると考える、と結論づけた。しかし、これにより、事象は今後、起こらないのか、この調査会の参考人に基礎医学・臨床医学の各界から出席されているが、ガイドラインの作成に当たり、添付文書との二重基準などについて各界の意見は反映されていない様であった。ただ、この調査会に添付資料として PG 関連の寺木論文 34 編が資料 3−3 に提出された。次の議事録において論議されることになる。

第3節　安全対策調査会　議事録[4]

　前節の PMDA の報告に続き議事進行が行われた。まず、陣痛促進剤による血圧上昇に起因する脳内出血の可能性について論議が行われた。機構では Goodman & Gilman's The Pharmacological Basis of THERAPEUTICS][7] を引用し、「肺血管及び静脈では強力な収縮物質である。血圧は、実験動物では血管収縮のために $PGF_2\alpha$ により上昇する。しかし、ヒトでは $PGF_2\alpha$ は血圧に影響しない。」と記載されている。これに対し薬理の参考人より、これは現在の知見からいうと矛盾している。$PGF_2\alpha$ に FP リセプターがあり、必ず平滑筋は収縮する。ヒトの血管であれ、腸間膜の動脈であれ、例外なく $F_2\alpha$ で収縮が発生する。従って、$PGF_2\alpha$ の投与によって血圧が上昇するだろうと予測できる。実際、ここに提出されている資料3の寺木論文[6] がある(図 1).

図1 PGF₂αの妊娠ラットに及ぼす影響[6]

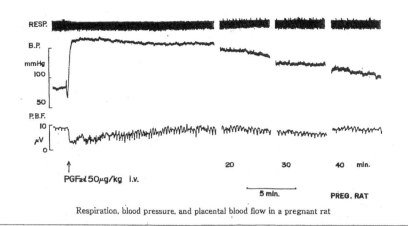

Respiration, blood pressure, and placental blood flow in a pregnant rat

図では、妊娠ラットでPGF₂αをボーラスi.v.投与したときの、一番上が呼吸、次の段が血圧、一番下が胎盤血流を表している。この図では明らかに血圧のベースが80mmHgより150〜mmHgと上昇している。そして20分から40分以上も高血圧が持続している。
これは明らかにPGF₂αの血管平滑筋収縮反応によるものと思われる。これに対し、否定的な論文を提出している臨床の参考人より反論があった。「必要なのは、ヒトにおいて実際に厚労省の認可しているドーズを使用した場合に、妊婦において血圧が上昇するかどうかで、動物実験でのことはある意味参考にならない」と、また、学会に登録された30万名の妊婦において、子宮収縮剤は24%に使用されており、脳出血を増加させないという結論が得られている。さらに、米国では40%、イギリスでは50%近くの方が使用している。何処のガイドラインにも、またそれを積極的に脳内出血を引き起こすと言うデータが得られないということは、利益の方が不利益を上回っていると考えるのが普通の考え方だと思う」と述べられた。これに対し基礎の参考人より、それは使用の有無というだけでグループ分けしているのか、あるいは実際の投与量で群分けしているのかと問われた。答えは、そんな詳細な検討は出来ないとのこと、米国、イギリスではPGF₂αの使用はない。オキシトシンの用量も1〜2ミリ単位で、わが国での20ミリ単位を使用することはない。学会は添付文書以上のPGF₂α 25μg/分まで推奨している。調査会で高用量の発言はなく、厚労省認可のドーズを使った場合としている、単に統計の結果のみで反論している。再び基礎の参考人よりヒューマンというのは非常にヘテロな集団であり、感受性はものすごく個人差がある。大規模な集団での統計データというものと、実際の個別の症例と言うのが、必ずしも1対1に相関していない場合があると思われる。一番大事なのは、実際に、事故が起こった患者のケースについてどうなのかという解析が必要になると思うと言う意見をのべられた。そして、個別のケースで、投与したドーズとアウトカムの相関というのがあるのではないかと。科学的な解明の必要性を提言された。

安全対策調査会の議事録より、PGF₂αの血圧作用について

PGF₂αの血圧に対する論議の中で一委員より、「承認申請時の資料で出産前後の心電図を測っているデータが記載されている。その時の報告で余り血管系に対する影響はないという結論だったと思われる。ハートレートを見ると、PGF₂aα投与開始前と後でハートレートが下がっている様に読めるのです。場合によっては3割ぐらいハートレートが下がっている。心臓に対する直接作用という面だと、PGF₂αはハートレートに影響しないというのが申請時の資料に載っている。それは、ウサギの心臓ですけれども、心臓に直接作用がなくて、それでハートレートが下がっているということになると、血圧が上がって、その反射としてハートレートが下がったのか。もう1つ臨床試験のデータが載っているのですが、そちらでは影響がない」とはっきり書いてあります。・・・時間がたってから心電図を測っているのです。だから、投与直後の変化は取られていないのです。可能性としては、PGF₂αによる血圧上昇というのは否定できないのかと思っています。」

改めて上記の薬理学的知見と筆者のラットにおけるPGF₂αのECGの所見を図で示す。

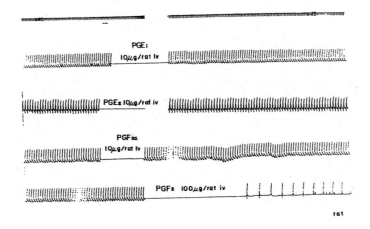

脳外科の参考人：F₂αは確かに収縮作用があるので血圧が上がることはいいと思います。中略。10mmHgや20mmHg上がったからって・・正常な血管である限り、そんなに壊れやすいものではないのではないか。

生化学の参考人：PGF₂αのFPの遺伝子は、特定の状況下で急激に発現上昇することがあると言うこと。血圧上昇に関して個人差が出る1つの原因は、個体によって血管内皮に発現するFPの受容体の量が、おそらく状況によっても、**分娩の前後でも大きく変わることが原因だと思います**。非妊娠時に行われた薬理学的な実験は、おそらく参考にならないと私は考えます。FP受容体が非常にたくさん血管平滑筋に発現している患者さんがおられたときに、陣痛促進剤として使う用量のPGF₂αを投与した時に、脳外科の先生がおっしゃる様に、血管の破綻を来たす程の血圧上昇が起こるかどうかということに関しては私自身はコメント出来かねるところがあります。

何故、長年PGF₂αの昇圧作用は見逃されてきたか。

　調査会にて、臨床の参考人より「上述ラットに使用しているF₂αの量は我々の使用量の10倍から100倍高いと思われる"と問われ、薬理の参考人は定性的に言えば、F₂αというのは血管を収縮させる、レセプターの面からみてもそうですと、その様な濃度を我々が使うことはない」。とでもそれがベースになっていると答えられた。これは臨床での用量6μgに対し、ラットに50μgも投与したので高血圧がみられたのではないかとの疑問と察する。次いで基礎の委員より、ワンショットで入れる場合と臨床で薄い濃度で持続的に点滴してゆく場合と、血圧に対する影響も違うのではないかと質された。薬理の参考人は小生の測定した半減期17分を引用され、その血管収縮作用は結構累積的になってくる可能性があると述べられた。添付文書のPGF₂αの用量は0.1μg/kg/分である。これで十分、子宮収縮効果が現れる。このため、実用化され、F₂αの血圧に対する関心、認識は学会を含め長年持たれてこなかった。近年、被害者から事象の多い事が訴えられ、厚労省、学会で論議される様になった。前出の血圧の図は筆者が1974年に第6回アジア産婦人科学会にて発表したもので、爾来この類の実験例を見ない。F₂αの承認は非臨床試験を経ないで承認されたと思われるが、本剤は分娩時に投与されるものであり、親子に及ぼす影響を考慮しなければならない。同じ実験でもE₁ではヒトに5μgワンショットで使用されている。F₂αは陣痛誘発、促進のために使用されるので、数時間から十数時間投与となる。即ち、6μg/分10分で60μg、30分で180μg、1時間で360μgの投与となる。これに対し血中よりの消退は遅く半減期17分とすると、血液から、全身の臓器へ、子宮、胎盤、胎児にも移行し、累積してゆく。ワンショットで与える用量よりも多量である。生理的以上の累積は中毒となる。その現れが血圧の上昇と胎盤の乏血である。ここに過剰投与の背景がある。下記の図は本誌投稿論文の症例4で、PGF₂α3.0μg分より30分ごとに1.5μずつ増量、8時間でPGF₂α6000μg投与時の、PGF₂αの累積図を示す。転帰として脳内出血、死亡。

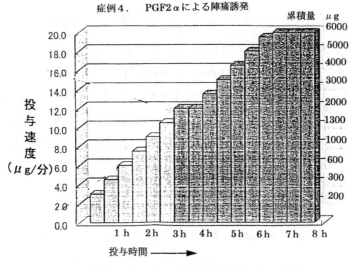

初回量　3.0μg/分、以後30分ごとに1.5μg増量

つぎに **PGE₂ について**、機構[2]では脳内出血の事例を報告し、意識消失時の血圧が測定されておらず、E₂ の使用と脳出血との因果関係は評価困難としている。また胎盤早期剥離の事例でも同様に評価困難としている。そして、先の Goodman & Gilman's の薬理の著書を引用し、「大部分の血管床において、PGE₂ 受容体が活性化することによる血管収縮作用が報告されているが、PGE₂ は血管拡張を起こし、血圧を低下させると記載されている」と。

これに対し、基礎の参考人より、「E₂ はリセプターのサブタイプが多い。それぞれにクロスアクトする。そのリセプターの後に続くシグナルが、平滑筋の収縮の方向に向かうものと、真逆のリセプターE₂ がどちらも刺激し得る」と、また、別の参考人より「E₂ は血管拡張の作用があり、NO を産生していると思う。血圧とは余り関係ないかと、血管には拡張の方が多いかと思っている」と述べられた。この様に、PGE₂ の血圧作用に対しては、下降するとの意見が多い。しかし、調査会には、PGF₂α と同じく事象が報告されている。これについて、筆者は先の PGF₂α に続き PGE₂ の実験結果を次に示す。

図2。PGE₂ の妊娠ラットに及ぼす影響[6]

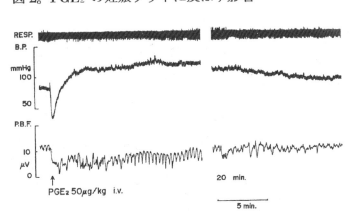

図は妊娠後半期のラットに PGE₂ 50μg/kg i.v. 投与すると、軽度、呼吸抑制され、血圧は投与直後、一過性に下降するが、直ぐ上昇し、5 分後+38.5％、10 分後＋49.4％、15 分後＋70.5％と上昇し、30 分後においても＋39.1％の上昇し、高血圧が持続した。同時に、胎盤血流は－49.5％の減少にあった。これは先に述べた PGF₂α の場合と、ほぼ同じ傾向を示した。高血圧と胎盤乏血である。これに比し非妊娠ラットにおいては血圧の下降のみであった。これは、EP 受容体の中の遺伝子が、妊娠という状況下、急激に発現上昇するためではないかと推測される。一方、申請時の資料（小野薬品）において副作用 3.4％の中、悪心、嘔吐 1.3％、顔面紅潮 0.8％、血圧上昇 0.2％、頭痛・頭重 0.2％、切迫仮死 0.3％、徐脈 0.3％、頻脈 0.2％などと報告されている。添付文書にも循環器：**軽度**の血圧上昇及び下降、頭重、悪心、吐気が現れることがある。この様に呼吸異常、胸部不快感などが現れるのは、上記の実験で呼吸の軽度抑制が見られることから、臨床においても同様の副作用が現れるものと推察される。なお血圧作用についての論議は次の様であった。

以上の実験結果から、機構[2]で報告された下記の内容は、「E$_2$ の承認申請時に提出された資料として、3~300μg/kg i.v.投与したところ、用量依存的な血圧下降がみられ、100μg で最大反応の 40mmHg の降圧が認められた」とは血圧下降のみで妊娠動物を使用してないためと思われる。

また、臨床試験では 10 件の論文の中、副作用として血圧上昇 2 例がみられ、1 例では 3 錠投与後、血圧 200/100mmHg まで上昇し、胸部不快感、呼吸異常を訴え、投与を中止したが、「一連の異常と薬剤との因果関係は疑問視される」と記載されていると報告された。これは、呼吸抑制など明らかに PGE$_2$ による影響と考えられるのではなかろうか。

　実際、PGE$_2$ 0.5mg を毎時 1 錠当て 6 時間投与すると総量 3000μg、毎分 8.3μg、体重あたり 50μg になる。これが体内に入り吸収、代謝、排泄の薬物動態をみると[9]、^{3}H- 標識ラットに PGE$_2$・CD 経口投与 30 分後に消化管を除く各組織の放射活性は最高、6 時間後には最高値の約 10%に減少、投与 24 時間以内に尿中へ 63%、糞中に 17%排泄、妊娠ラットでも胎児への移行は極めて微量。非妊娠サルに ^{3}H- 非標識及び非標識 PGE$_2$・CD を経口投与し、血中総放射活性値及び放射免疫測定法で血中濃度を比較検討すると、いずれも 90 分で最高値、24 時間でほとんど消失とある。臨床でも PGE$_2$の経口投与で、同様に、投与後、数時間は高い値にあることが分かる。これが高血圧発症になると思われる。

胎盤早期剥離について[8]

　調査会[4]では胎盤早期剥離（早剥）と陣痛促進剤の使用との因果関係を不明と評価した。討議に入り、臨床の参考人より産婦人科学会で３０万弱の妊婦への投与状況を調べたところ、子宮収縮薬が早剥の頻度を有意に増加させる、若しくは増加させるという事実はないのではないかと思うと述べられた。３つの薬剤、別々での検討でも差がないと、これに対し、薬理の参考人より、提出されている寺木論文の中に動物実験で薬剤と早剥とは有意の相関があるという事を証明している。ヒト胎盤血管でもオータコイド（5-HT,PGF$_2$α）で血流減少を認めると、これに対し、臨床の参考人より、胎盤の血流が減るという事を示したもので、早期剥離を起こしたという論文とは違うのではないかと反論された。ここで薬理の参考人からセロトニンを介して完全に胎盤の血管を収縮してしまう。いわゆるイスケミア（ischemia）という状態を引き起こしますと答えられた。また臨床の参考人より、早剥がなぜ起こるかというのは、現在でも分かっていないのです。動物実験モデルが作られたという話しも私は聞いておりません。過剰な子宮収縮を起こせば起こる可能性はある。我々が薬用量として使う子宮収縮薬が、実際に早期剥離を起こすか否かなのです。それは分かりませんので、頻度を比べるしかないのです。ここで言われているイスケミアとは何なのかを示す。

次頁図はセロトニン（5-HT）投与により、ラット胎盤における胎盤血流の減少、静止(stasis)状態がみられる。

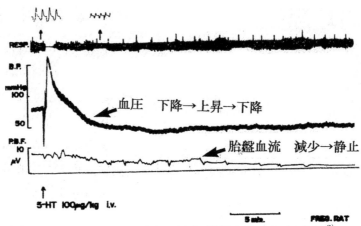

図 セロトニンのラット呼吸、血圧、胎盤血流に及ぼす影響[6]

　この議論中に出てくるセロトニンは子宮平滑筋収縮作用を持つが、子宮収縮薬ではない。血管平滑筋、特に胎盤平滑筋に対し著しい収縮作用がある（後述）、ラット、マウスに投与すると、子宮内の胎児死亡が見られる。この胎盤に出血が見られる。胎盤乏血の結果である。

現在、セロトニンは妊娠中毒症の要因の一つとされている。同じ、オータコイドである $PGF_2\alpha$ にも子宮内胎児致死作用が見られる（後述）。子宮の過収縮のみでは胎盤剥離に到らないのではないか、胎盤の変性、出血は胎盤の乏血に起因すると思われる。胎盤の出血は胎盤の剥離となり、胎児の死亡、流産、排出の過程を辿るものと考えられる。
これらを病理組織学的所見からも知ることができる。

参考文献　第1章

1. 厚労省安全対策課．脳性麻痺の事例報告、　平成26年12月、厚労省
2. 産科医療・再発防止委員会，第5回産科医療補償制度再発防止 に関する報告書　2015年3月　日本医療機能評価機構
3. 産婦人科診療ガイドライン―産科編2014　CQ415-2 子宮収縮薬，日本産婦人科学会
4. 平成25年度第3回薬事・食品衛生審議会医薬品等安全対策部会安全対策調査会　医薬品医療機器総合機構(PMDA)，陣痛促進剤による出血性脳血管障害、常位胎盤早期剥離及び子癇のリスクに関する調査　厚労省：2013.7
5. Yamada T. et al : Do uterotrophic drugs increase the risk of fetal hemorrhagic brain stroke ? J. Perinat. Med. 2011. 39: 23-26.
6. Teraki Y. Nagumo, et al. Experimental approaches to the placental dysfunction caused by serotonin and prostaglandins. The 6th Asian Congress of Obstetrics and Gynecoligy. Abstract; 1974: 271~279, Kuala Lumpur, Malaysia.
7. Goodman & Gilman's The Pharmacological Basis of THERAPEUTICS 12nd Edition. Mc Graw-Hill Professional;2010.
8. 寺木良巳　早剥に迫る　新薬と臨牀　2014，63；1261-74
9. 小野薬品　シノプロストン（JAN）1998年改訂
10. 寺木良巳　産科医療補償制度で「脳性まひ」を救えるか　新薬と臨牀　2015，64：128-136

第2章　子宮収縮剤使用の現状

第1節　脳性麻痺の発症

　脳性麻痺 cerebral palasy(CP)は受胎から新生児期（生後4週）までの間に生じた脳の非進行性病変に基づく、永続的な、しかし変化し得る運動及び姿勢の異常とされている。しかし、生後数ヶ月以内の脳性麻痺などの臨床診断はきわめて困難で、著明な筋力低下状態と画像所見なしではほとんど不可能である。従って主な原因は周産期、仮死に伴う低酸素虚血性脳症が考えられる。2005年の新聞に次の様な記事が掲載された。

① 　子供100人副作用死、母親も27人・陣痛促進剤「不適切投与」毎日新聞 2005　12

② 　脳性まひ、陣痛促進剤ずさん投与・・・・・・・・・・毎日新聞　2005..12

上記の様に使用上の問題が指摘されてきたので、厚労省は関係学会などにガイドラインを作成するよう依頼し、その翌年2006年「子宮収縮薬による陣痛誘発・陣痛促進に際しての留意点」が産婦人科学会・医会より発行された。内容は後述するが、筆者は安全対策にならないと考え、再三、是正を求めた。事象はなおも継続し、5年後の2013年、再び子宮収縮剤の過剰投与について次の様に報道された。

③ 　陣痛促進剤投与に問題、新生児、脳性まひ・・・・・・毎日新聞　2011.8

④ 　陣痛促進剤73%過剰投与、脳性まひ・・・・・・・・読売新聞　2013.5

⑤ 　3割が陣痛促進剤→8割は不適切使用・・・・・・・・朝日新聞　2013.5

⑥ 　お産で脳性まひ、子への補償・・・・・・・・・・・　朝日新聞　2013.2

⑦ 　脳性まひ救済狭き門、出産事故補償拡大・・・・・・・　読売新聞　2014.1

⑧ 　子宮破裂で脳性まひ11件・・・・・・・・・・・・・産経新聞　2014.5

「子宮収縮薬」使用しすぎに注意を
3月28日 5時23分

　　人工的に子宮を収縮させる「子宮収縮薬」は少量でも陣痛が強くなりすぎ、赤ちゃんが低酸素状態になる場合がありますが、出産時に重い脳性まひになった子どものうち、この薬を使ったケースのおよそ3割で薬の使用量が学会の指針よりも多かったことが分かり、医師らで作る委員会が注意を呼びかけています。

　2015年、上記の様なニュースがNHKより報じられた。"およそ3割で薬の使用量が学会の指針よりも多かったことが分かり"とあるが、受け身は被害者であり、被害者の声である。すでに安全対策がガイドラインで示されているが、一向に事象はなくならないのは、投与量に問題があると思われる。添付文書と指針とは二重基準にある。これを薬理学的に検討し、適正なものであるかどうかを本書で明らかにしたい。

第2節　脳血管障害（脳内出血）の発症

　子宮収縮剤の不適切投与により胎児死亡とともに母親の死亡 27 人とある。なぜ親も死亡なのか。脳性麻痺の報道に隠れて、目立たないが、母体の脳出血について先の調査会[1]で、平成 8 年度、厚労省心身障害研究「妊産婦死亡の防止に関する研究」の「陣痛促進剤の使用の有無と妊産婦死亡実例についての検討」において、脳出血（脳内出血、くも膜下出血）による妊産婦死亡と、陣痛促進剤の関連が検討されており、陣痛促進剤使用群と非使用群で比較したところ有意差はなく、致命的な脳出血と陣痛促進剤の使用との関連については否定的であることも意見として出されている。統計による頻度の有無は知られても原因の解明にはならない。ヒューマンはヘテロな集団であり、感受性が大きく異なることは前述した。脳内出血の要因は高血圧にある。いわゆる腎機能障害を伴う妊娠中毒症と異なり、分娩時に子宮収縮剤により高血圧が誘発されるかどうかが、重要な点である。妊娠中毒症の病態で血管攣縮に関与する血管作動物質とみられているものに、セロトニン、PG 系のトロンボキサン（TXA$_2$）とプロスタグランジン F$_2\alpha$（PGF$_2\alpha$）、アンジオテンシン、オータコイド活性をもつポリペプチド類のニューロペプチド Y、ニューロキニン B ペプチド、エンドセリンなどのオータコイドがある。これらは何れも血管平滑筋収縮物質である。これらオータコイドは、局所ホルモンとも呼ばれる。ホルモンの生成部位は生体内で、生理的ないし病的な条件下で生成され、主として生成部位周辺で放出される。微量で著明な生理作用を示す。現在、オキシトシンの子宮筋刺激によりプロスタグランジンの産生が行われるとの知見もある。この様にオータコイドは局所ホルモンとして、分娩時必要に応じて、子宮、胎盤で生成され、生理的調節が行われているのに、過量の収縮剤が、外部から投与された場合、有効範囲を超えて、中毒症状を引き起こすことが十分、考えられる。この点、PGF$_2\alpha$も重要な妊娠中毒症に類する因子となる可能性がある。ここに、子宮収縮剤として、わが国でのみ使用されているプロスタグランジン F$_2\alpha$製剤が、その投与量において自然陣痛に近いより安全な子宮収縮剤であるかどうか、子宮収縮作用のみならず、循環、血圧作用、子宮胎盤血流作用など種々の面から解明するのが重要であると思われる。これは子宮収縮剤オキシトシンとプロスタグランジンの双方について比較検討することが必要になる。

第3節　子宮収縮剤としての必要な条件

平成25年6月27日

関係各位

医療法人　社団　三井会

さがみ松ケ枝クリニック

院長　寺木良巳

子宮収縮剤の使用に関する申し立て趣意書[2]

この度、各位へ申し立てを行うまでの理由と経緯は次の通りです。

　近日、産婦人科学会の事例報告をもとに、胎児・新生児の脳性麻痺発症の原因を巡って、陣痛促進剤との関係を示唆する報道が数多く見られる。

　陣痛促進剤の副作用による胎児の仮死・真死は同薬剤の使用認可後、現在に至までに永きに渡って発生しており、学会においても使用ガイドラインの作成や、添付文書で警告し対応を行っているが、筆者の研究によればこの対応は不十分であり、早期に使用見合わせの措置をとることが必要であると思われる。

　筆者は収縮剤（PG）の使用が認可される以前の（1968年）に、その特性を解明すべく、昭和大学にて数多くの動物実験を行い、適正用量とPGの特性を研究した。その結果、PGはオキシトシンには見られない特有の性質があり、人体に対して非常に大きな影響力をもつ事が判明している。当時においても筆者の研究結果は十分に踏まえられた上で同薬剤は認可されたと思われるが、多数の事故事例が発生している現状から考えると、筆者の研究内容をご検討の上、再度見直す必要があるのではないかと感じる所存であり、今回このように申し立て趣意書を送らせていただく次第である。

　現在、妊娠中毒症の一因として、セロトニンが挙げられているが、PGも同じく内因性物質のオータコイドで、セロトニンと類似の薬理作用をもっている。実験にはオータコイド、ポリペプチド、各種の血管作動物質などを用い、ヒト、マウス、ラット、ウサギの子宮、胎盤、血圧、血流などつぎの各項目について検討した。

Ⅰ. PGとOxytocinの性質

Ⅱ. $PGF_2\alpha$の子宮内胎児致死作用（動物実験）

Ⅲ. PGの血圧、末梢血流に及ぼす影響

Ⅳ. PGの妊娠中毒症様作用（妊娠高血圧症候群）

Ⅴ. PGの胎盤血管、胎盤灌流への影響

Ⅵ. PGの胎盤通過性（アイソトープ実験）

Ⅶ. PGの毒性と催奇形性（鶏胎仔）実験

上記の実験結果を表に纏めると次の様になる

実験項目	Oxytocin	PGF$_2\alpha$	Serotonin
分子量	1007	356	176.2
半減期	3.3分	17~19分	17時間（腸）
呼吸作用	ない	軽度抑制	抑制
血圧作用	ない	高血圧	3相性
子宮収縮	強い	最強力	弱い
子宮血流	減少	極度減少	減少
胎盤血流	ない	減少	極度減少
胎盤血管	ない	収縮	収縮
胎盤灌流	ない	減少	減少
微小循環	ない	減少	血行静止
流産作用	ない	あり	あり
子宮内胎児死亡	ない	あり	あり
催奇形性	ない	あり	あり
胎児毒性	ない	あり	あり

以上の結果から次の事が示唆される。オキシトシン自体、薬物としては収縮以外、特に作用はなく安全な薬なのに、何故、事故例が多く見られるのは帰するところ過量投与にある。子宮収縮剤の開発当初から PG の子宮収縮のみが論じられ、血圧、末梢血流など、ヒトに用いる時、参考になる基礎的動物実験などが、十分に為されないまま臨床に応用された結果が、今日の事故の背景にあるのではないかと思われる。

　とくに注目したいのは胎盤におよぼす薬物の影響で、妊娠高血圧の起こりは、胎盤の乏血が原因となっている事は学説となっており、医会でも妊娠中毒症、研修ノートにセロトニンを原因の一つと認めている。また、最近の誌上には、胎盤乏血が妊娠高血圧の本態であるとの論説がみられる。著者は 1974 年、5-HT（Serotonin, セロトニン）による胎児致死作用は、胎盤乏血に次ぐ胎盤出血によるものであることを示唆してきた。[5]

　今回の実験で、PGF$_2\alpha$の場合、子宮収縮作用を除けば、同じオータコイドであるセロトニンとほぼ類似の薬理作用を持つことが知られた。何れも生理活性物質として妊娠、分娩に重要な役割を果たしているが、薬物の過剰投与は中毒を招くことになる。

PGが子宮収縮作用をもつが故に、今日、臨床応用されているが、妊娠に対する薬物の安全性の観点から大いに危惧するところである、この度の資料をご検討され、善処下さいます様お願い申し上げます。なぜアメリカではPGは未だに承認されてないのでしょうか。

問題はPGF2αが非臨床試験とGLPの承認なしに妊娠に対する薬物として現在も使用されていることにあると存じます。

敬白

　　略歴　　日本解剖学会名誉会員
　　　　　　日本薬理学会永年会員
　　　　　　元日本歯科大学教授

　　　　　　　　　　　　　　　　　　連絡先　　相模原市南区松が枝町 23-14
　　　　　　　　　　　　　　　　　　　　　TEL 0427-67-7887
　　　　　　　　　　　　　　　　　　　　　FAX 0427-67-7886

追記：
　　上記、上申書を平成25年6月27日、関係各位へ34編の論文を添付して提出した。
　　その後、小生には厚労省、学会、何れの各位からも返事はなかった。後日、平成25年7月22日（2013）、平成25年度第3回薬事・食品衛生審議会医薬品等安全対策部会安全対策調査会が厚労省において開催された。
　　小生の論文は資料3－3として各委員、参考人に配布された。

第4節　OxytocinとPGの優劣[3-4]

　1968 年に $PGF_2\alpha$ の子宮収縮作用が見出されて以来、国内外で多くの治験が行われた。その結果、わが国では 1974 年に $PGF_2\alpha$ が承認、発売されるに至った。発売されて 2 年後の 1976 年に、日本産婦人科学会関東地方部会で、新しく導入された PG と Oxytocin の優劣という題でパネルディスカッションが行われた。筆者もパネリストの一人として討論に参加した。パネリストは他に東大、医科歯科大、墨東病院で、筆者と東大の発表要旨を原文のまま載せる。PG は従来のオキシトシン以上の効果があるかと期待されて発売後 3 年経過したが、効果については各演者とも優劣は相半ばであった。

○オキシトシンの優れている点

　筆者は次のことを強調した。副作用が少ない。抽出物でなく純粋な化学合成品である。用量範囲は広く、安全性が高い。感受性が高く分娩誘発に有効である。用量に応じて規則的な陣痛曲線がみられる。半減期は 3 ～ 4 分と短い。血圧作用はない。胎盤血流への影響が少ない。胎児致死作用はない。永年、唯一、世界各国で使用され、安心して使用出来る製剤である。

△東大側の $PGF_2\alpha$ の記述の中で、筆者は次の点に危惧している。

1) 用量範囲　3 ～ 25 μg/ 分としていること。

　添付文書の用量は 0.1 μg/kg/分であり、6.0 μg/分での増減にある。治験段階での有効量は 0.05 μg/kg/min であり、3.0 μg/分に当たる。今日の学会ガイドラインの用量は、この 3 ～ 25 μg/ 分を踏襲して作成されたものであろうか。

2) $PGF_2\alpha$ の用量範囲は 3 ～ 25 μg/ 分と狭い。オキシトシンは 0.5 ～ 128mU/min と広範囲にある。慣れれば至適量を見つけ易い。用量範囲が狭いことは、薬理学では危険な薬物とされる。何故なら最大有効量を超えて容易に中毒域に入るからである。使用法が難しくなる。

3) PG の波形は incoordinate でだらだらした曲線であり、用量を増やしても、なかなか規則的な良い陣痛が得られない。オキシトシンのものと違う陣痛曲線になるとの認識で使用しなければならない。過剰投与の原因になる。

▼当時、注目されなかったが、$PGF_2\alpha$ は子宮収縮作用に重点がおかれ、循環系に与える影響については、ほとんど顧みられなかった。単に、ほてり、頭痛などの軽度の副作用として取り扱われていた。筆者は妊娠中毒の研究の中で $PGF_2\alpha$ の高血圧作用を認め、1974 年にアジア産婦人科学会にて発表[5] している。治験を進めいていた米国などでは、$PGF_2\alpha$ の承認、発売はないことを後年、知り得た。経緯は分からないが、循環系への影響によると思われる。わが国では、今日でも子宮収縮剤として発売されている。プロスタグランジンそのものは内因性の生理的物質である。毒性を持たない、しかし、この物質により中毒作用が起こるとすれば、その原因は生理的調節を超えた用量、薬物の投与量に帰することが出来ると考えられる。

パネルディスカッションIV

Oxytocin と PG の優劣

群馬大学　1976 年

陣痛誘発と増強に対する Oxytocin と Prostaglandins の
優劣－とくに Oxytocin 優位説 [3]
聖マリアンナ医大・第一解剖
寺　木　良　巳

　陣痛における Oxytocin と Prostaglandin (以下 PG) の役割について両者の間に密接な関連のあることが示唆されているが、現在 Oxytocin は陣痛の誘発と増強に対して第一に選択されるべきものと考える。両者とも内因性物質で生理的であるが、用量の点で Oxytocin は PG に比し 力価が高い。 陣痛誘発準備状態の目安として Bishop score と OST (Oxytocin sensitivity test) が用いられるが、臨床的意義は絶対的でない。両者の誘発効果は等しく Oxytocin での誘発の必要性ならびに条件をなんら妨げるものではない。OST は分娩開始の予知、trial labour, 頸管の成熟度を知る上に有用な資料を提供し得るが、PG の場合 sensitivity そのものに、ばらつきがみられ、まだ PST は確率されていない。

　陣痛誘発効果　Oxytocin,PG ともに収縮剤としての利点を有している。子宮の感受性ならびに効力は Oxytocin で 2~20mU/min, PG は 3~25μg/分との範囲内で十分その目的は達せられ、効果もほぼ同じとされている。用量については Oxytocin の 6mU (0.05μg) が PG の 3μg に相当するものと思われる 。 Oxytocin での誘発は陣痛計上、生理的子宮収縮に近い波形が得られ、子宮収縮の経過や程度を観察し得て調節も容易であるが、PG では効果の現れと持続ならびに波形への反応の複雑さなど問題点を残す。また routine 使用に際しては安全域が狭く用量の制約も考慮すべきものと思われる。

　陣痛増強効果　Oxytocin では注入速度と子宮収縮の間には量的な比例関係がみられ収縮の程度に応じて持続時間、強さ、頻度を調節することができる。また作用の発現と消褪が速やかで hypertonus が避けられる。しかし PG では用量反応曲線の比例関係が明らかでなく、従って微弱陣痛への適用が難しく確実な増強効果を示さないばかりか、一部に減弱の傾向もみられる。

　その他,Oxytocin,PG 共通の副作用のほかに PG は特に過強陣痛、児心音の変化などへの留意が必要と思われる。また実地医家にとって困惑することは PG では用量による陣痛曲線が得難く陣痛発現の認識や過強陣痛の予知、調節方法などに種々の難点を持つことにあると思われる。

　　　　註：本文中のPGはPGF$_2\alpha$を示す。

パネルディスカッションⅣ

Oxytocin と PG の優劣.

於・群馬大学　1976 年（日産婦部会）

陣痛誘発と増強に対する Oxytocin と Prostaglandin の優劣[4]

東京大学産婦人科教室　　　　　　佐藤和雄、安永洸彦、木下勝之、

金子義晴、福岡秀典、坂元正一

Prostaglandins (PG) が臨床的に分娩誘発等に使用されはじめてから約 6 年を経過し、これまで Oxytocin との比較が多くの論文で論じられている。しかし優劣なかばどちらが優れているかについては必ずしも結論は出ていない。適応は、$PGF_2\alpha$、Oxytocin とも糖尿病、中毒症、血液型不適合、胎盤機能不全症などに誘発剤として用いられ必ずしも異なる点はない。投与法はそれぞれ点滴で行われているが、今後 PG については、経口腟錠が用いられる可能性がありその点では PG の方が便利となるかもしれない。量は Oxytocin では個体差が大きく 0.5~128 mU/min と広範囲であるが、$PGF_2\alpha$ は 3~25 μg/min と範囲が狭い。これは至適量で用いるためには、慣れれば $PGF_2\alpha$ の方がその点を見つけ易いと思われる。収縮パターンは、我々の data では PG は incoordinate から coordinate へと自然陣痛に近いが、Oxytocin では coordinate の形をとるものが多い。それ故陣痛曲線より投与量をきめるとき、PG でははじめだらだらした形の曲線のため、不足のためと考えて過剰投与になることがありうる。感受性は Bishop score 7 以上ではほとんど差を認めないが、5 以下では $PGF_2\alpha$ の方が有効で通常の 3 倍量でよいが、Oxytocin では 10~20 倍量が必要である。また子宮口開大度、分娩時間に差がみられた。未破水例でも分娩時間に差がみられ、$PGF_2\alpha$ 6 時間、Oxytocin 18 時間と差があった。分娩時出血には差はない。副作用では Oxytocin には抗利尿作用があるため中毒症例では必ずしも適していない。　一方、$PGF_2\alpha$ も緑内障、喘息患者には禁忌である。PG は全身的な副作用をあらわすことがあるが、誘発等に用いる量ではほとんど問題にならない。以上頸管熟例の誘発、増強には両者の差をみとめることは出来なかった。しかし頸管未熟例、未破水例では分娩時間等から PG の方が Oxytocin よりやや適応が広いと考えられる。使用法について両者の併用についても今後考慮すべきであろう。

参考文献　第2章

1. 平成25年度第3回薬事・衛生審議会医薬品等安全対策部会安全対策調査会　医薬品医療機器総合機構（PMDA）。陣痛促進剤による出血性脳血管障害、常位胎盤早期剥離及び子癇のリスクに関する調査。厚労省：2013.7
2. 寺木良巳　「子宮収縮剤の使用に関する申し立て趣意書」平成25年5月31日　PMDA他　提出
3. 寺木良巳　パネルディスカッションⅣ：陣痛誘発と増強に対する Oxytocin と Prostaglandin の優劣．第53回日産婦関東地方部会抄録集　1976；13.
4. 佐藤和雄、安永洸彦、木下勝之、金子義晴、福岡秀典、坂元正一　パネルディスカッションⅣ：陣痛誘発と増強に対する Oxytocin と Prostaglandins の優劣。第53回日産婦関東地方部会抄録集　1976；13。
5. Teraki Y. and Nagumo H. Experimental approaches to the placental dysfunction caused by serotonin and prostaglandins. The Congress Proceedings. 1974.271-279. 6th Asian Congress of Obstetrics and Gynaecoligy. Malaysia.
6. 寺木良巳　Oxytocics の薬効と安全性の評価― Oxytocin と PG の優劣を問う。新薬と臨牀　2012：61：2526-32。

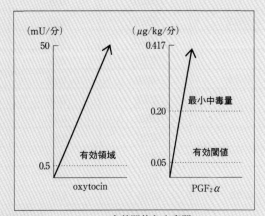

コメント：　用量幅について[6]
Oxytocin 0.5～128mU/min と広範囲
$PGF_2\alpha$　3～25μg/min と範囲が狭い

有効閾値と中毒閾

有効閾値と最小中毒量の間が治療量になる。$PGF_2\alpha$ の有効閾値を0.05μg/kg/minとすると0.20μg/kg/min（3～12μg/min）以上は中毒域に入ると思われる。

第3章　子宮収縮剤投与量の変遷

　現在、わが国ではオキシトシンの投与方法、投与量について日本薬局方、添付文書、学会ガイドラインの三者によって規定されている。それぞれ改定されながら今日に至っている。その変遷の過程を辿ってみる。

第1節　オキシトシン　Oxytocin（OX）

1.日本薬局方

　わが国でのオキシトシン点滴静注の歴史は比較的浅い。筆者が米国から帰国した1960年当時、陣痛微弱には、通常、1回2〜5単位を筋肉内に注射するとある（第七薬局方）。

1976年の局方には、静注はなく、1回0.25〜5単位筋注。1981年の第十局方に始めて点滴静注が収載された。解説によると、点滴速度を毎分2〜5ミリ単位から開始し、陣痛状況をみながら適宜増減する。なお、点滴速度は毎分50ミリ単位を超えないようにするとある。1986年の第十一局方には、点滴1〜2ミリ単位から開始し、毎分50ミリ単位を超えないようにする。大量に与えると、その脈管系の平滑筋に直接作用し、一過性ではあるが強い弛緩作用を現す。低血圧と子宮収縮のために、胎盤不全を起こすこともある。合成オキシトシンは蛋白と、バソプレッシンを含まず副作用は少ないと考えられるが、合成過程で生じたと思われる他のペプチドを含むものもある。この時点ではオキシトシン製剤は半合成品ではないかと思われる。1991年の第十二局方は、オキシトシンは、部分または合成によって得られた製剤と併記してある。点滴速度は毎分50ミリ単位を超えないようにする。1996年の第十三局方の解説では副作用が多く追加された。過強陣痛、子宮破裂、頸管裂傷、胎児仮死を起こすことがあるなど記載されている。

　2001年の局方では、本品は水性の注射液で、健康なウシまたはブタの脳下垂体後葉から大部分の血圧成分のバソプレッシンを除いたものである。点滴速度、毎分50ミリまでと変わらない。副作用として、過強陣痛、子宮破裂、頸管裂傷、胎児仮死を起こすことがあると報告している。これらの副作用に対する被害者側の声が反映してか、次の2006年の第十五局方より点滴速度を、今までの毎分50ミリ単位から20ミリ単位を超えない様に変更された。注意書に、本薬の感受性は個人差が大きく、少量でも過強陣痛になる症例も報告されているので、ごく少量からの点滴を開始し、陣痛の状況により徐々に増減する。また、精密持続点滴装置を用いて投与する事が望ましい。さらに、点滴速度を20ミリ単位/分に上げても有効陣痛に至らない時は、それ以上に上げても効果は期待できないので増量しない。

この様に点滴速度の問題が指摘されている。2006年の第XV改正薬局方より合成オキシトシンのみの製剤が局方に収載された。

表1に天然・合成製剤の投与量の年次変化を示す。

表1　日本薬局方解説にみる投与量の変遷

日本薬局方解説			筋注	静注・点滴	最大用量	副作用
局方	年号	抽出合成	単位	―	―	虚脱
Ⅶ	1961	○	0.25〜5.0	―	―	胎盤不全
Ⅸ	1976	○	0.25〜0.5	2~5mU/分	50mU/分	不整脈
Ⅹ	1981	○	0.25〜0.5	1~2mU/分	50mU/分	胎児仮死
ⅩⅠ	1986	○	0.25〜0.5	1~2mU/分	50mU/分	過強陣痛
ⅩⅡ	1991	○	○	0.25〜0.5	1~2mU/分	50mU/分	胎児仮死
ⅩⅢ	1996	○	○	0.25〜0.5	1~2mU/分	50mU/分	子宮破裂
ⅩⅣ	2001	○	○	0.25〜0.5	1~2mU/分	50mU/分	過敏反応
ⅩⅤ	2006		○		1~2mU/分	20mU/分	
ⅩⅥ	2011		○		1~2mU/分	20mU/分	
ⅩⅦ	2016		○		1~2mU/分	20mU/分	

オキシトシンについて、わが国ではウシ、ブタの脳下垂体からの抽出物を用い、筋肉注射が主に用いられてきた。1981年頃より点滴静注投与となり、2―5ミリ単位/分より始め、点滴速度を毎分、50ミリ単位を超えないように使用されてきた。2006年、全合成品が発売され、産科ガイドラインが設けられて以降、点滴速度は毎分20ミリ単位を超えない様に、添付文書、ガイドラインに記載された。ガイドラインには添付文書にない維持量と安全限界（最大投与量）として5〜15ミリ単位/分、20ミリ/分の記載があり、30〜40分ごと、或いは30分以上過ぎてから時間当たりの輸液量を1〜2ミリ単位/分増やすとある。維持量とは何か、安全限界量20ミリ単位は/分は安全量なのか。何故50ミリ単位から20ミリ単位/分に減量されたのか。米国のガイドラインには、オキシトシン0.5~1.0ミリ単位/分から始めて30〜60分過ぎてから1〜2ミリ単位/分で自然陣痛への経過をみるとし、8ミリ単位/分はrare、まれにしか投与しないとしている。わが国の添付文書とガイドラインに大きな違いがみられる。

「子宮収縮薬」使用しすぎに注意を NHK ニュース 2015・3
「脳性麻痺の患者の3割で日本産婦人科学会の指針に定められた使用量よりも多かった」と産科医療補償制度の再発防止委員会で、使用量の逸脱を注意しているが、使用量の基準は妥当なものであろうか、「子宮収縮薬」とあるが、オキシトシンとプロスタグランジンのうち、欧米では $PGF_2\alpha$ は発売されていない。

2．添付文書（2007年12月）[1]

用法・用量（2007年12月）

原則として点滴静注法によること。

1．分娩誘発、微弱陣痛

点滴静注法：オキシトシンとして、通常5〜10単位を5％ブドウ糖注射液（500mL）等に混和し、点滴速度を1〜2ミリ単位/分から開始し、陣痛発来状況および胎児心拍等を観察しながら、適宜増減する。なお、点滴速度は20ミリ/分を超えないようにすること。

3．産婦人科診療ガイドライン[2]

産科編

オキシトシンの使用法

2006年[2a]	初回投与量ならびに増量
	1〜2mU/分　以後　30〜40分ごとに1〜2mU/分増量
	維持量ならびに安全限界
	5〜15mIU/分、安全限界　20mIU/分

2011年[2b]	開始時投与量	維持量	安全限界
	1〜2ミリ単位/分	5〜15ミリ単位/分	20ミリ単位/分
	増量：30分以上経てから時間当りの輸液量を1-2ミリ単位/分増やす		

2014年[2c]	開始時投与量	維持量	最大投与量
低用量	1〜2ミリ単位/分	5〜15ミリ単位/分	20ミリ単位/分
高用量	4ミリ単位/分		
	増量法：30分以上経てから時間当りの輸液量を1〜2ミリ単位/分増やす		

4．米国ガイドラインより抜粋

ACOG practice Bulletin,USP [3]

Administration

The initial dose should be 0.5-1 mU/min(equal to 3-6 mL of the dilute oxytocin solution per hour). At 30-60 minute intervals the dose should be gradually increased in increments of 1-2mU/min until the desired contraction pattern has been established.

At term,higher infusion rates should be given with great care,and rates exceeding 9〜10mU/min are rarely required.

第2節　プロスタグランジン $F_2\alpha$ （$PGF_2\alpha$）

1.$PGF_2\alpha$ 治験段階での用量

　1968 年に $PGF_2\alpha$ の子宮収縮作用が見出されて以来、臨床に用いるには、どの位の投与量が十分であるか、各国で治験が行われた。分娩誘発に対し Oxytocin と $PGF_2\alpha$ の効果を比較した。1972 年に纏めた Spellacy らの報告[4] をみると、分娩誘発に対する infusion の量は、Oxytocin は 0.5 〜 8mU/min、$PGF_2\alpha$ は 2.5 〜 40μg/min で、222 例の妊婦体重は平均して 80.2kg(172lbs) であった。

Summary of the published reports on the use of intravenous prostaglandin $F_2\alpha$ solutions to induce labor at term[4]

Investigator,year	No.of subj	DosagePGF$_2\alpha$	Complications
1.Karim et al,1968	10	0.025-0.05μg/kg/min	None
3.Embrey,1969	5	2-8μg/min	None
8.Karim,1971	100	0.05μg/kg/min(4μg/mi) ＊(4μg/min)	2C/S CPD
10.Anderson et al,1972	46	2.5-40μg/min	Hypertonus(5) (Oxytocin none) Bradycardia 1
11.Vakhariga,1972	50	2.0-40μg/mi	Hypertonus(7) (Oxytocin none) few rash,nausea
12.Spellacy et al,1972	115	2.5-40μg/min	Increased hypertonus C/S,hot flashes

　　＊満期妊娠の体重80kg

　上記の表より$PGF_2\alpha$の用量2〜10μg/min i.v.では合併症はない。しかし、$PGF_2\alpha$2.0〜40μg/min投与の10、11、12の報告症例で20μg/min以上になるとhypertonusが出現してくると思われる。この当時、$PGF_2\alpha$の血圧作用についての論及はみられないが、hot flashes,nausea,vomitingなど高血圧症状が合併症として報告されている。

2．PGF₂α・添付文書の用量

プロスタグランジン $F_2\alpha$ の承認は 1974 年。同年 3 月に発売された。

　添付文書（改訂 2009）

　　　プロスタルモン F 注射液 1000

　用法・用量

　　《1》点滴静注

　　　　本剤 1 mL に 5 ％ブドウ糖注射液または糖液を加えて 500mL に希釈し通常ジノプ
　　　　ロストとして 0.1 μg/kg/ 分の割合で点滴静注する。

　　　　（2）シリンジポンプによる静注（持続注入）

　　　　本剤 1mL に生理食塩液を加えて 50mL に希釈し、通常ジノプロストとして 0.1
　　　　μg/kg/ 分（0.05 〜 0.15μg/kg/ 分）の割合で静注する。

　　　　（3）症状により適宜増減する。

用量、0.1μg/kg/ 分が基本となる治療量。この投与量は適正か。

　治験段階で分娩誘発に対しオキシトシンとプロスタグランジンの投与量と誘発効果をまと
めた1972年の前表によると $PGF_2\alpha$ 0.025〜0.18μg/kg/minで、あるいは1.5〜40μg/min
の投与量にある。対照とした Oxytocin の用量範囲は0.5〜8.0mU/minであった。副作用と
して Hypertonus が $PGF_2\alpha$ 20〜40μg/minで全例にみられている。これに比し Oxytocin
では none であった。karim[5]らは $PGF_2\alpha$ 0.05μg/kg/min.で十分な子宮収縮効果が得られ
ると報告している。わが国ではプロスタルモン・F注射液として1974年に承認、薬価収載さ
れた。$PGF_2\alpha$ の用量が0.1μg/kg/分として申請、承認されたが、欧米では承認・発売され
ていない。

　Spellacyら[4]が纏めた報告をみると0.025〜0.05μg/kg/minで82〜100％有効、2.31μ
g/minで有効と0.05μg/kg/minが治療量として十分と思われる。従って、添付文書の0.1μ
g/分は0.05の倍量にあたる。karim et al,1971[5]の0.05μg/kg/minは4μg/minと計算し
てあるが、欧米人妊婦体重80kgとして算定してある。Oxytocinの治療範囲0.5〜
8.0mU/kgは筆者の算定では1〜16μg/minに当たる。従って

　　　　　　$PGF_2\alpha$ 0.1μg/kg/minを体重60kgの邦人で6.0μg/分

　　　　　　Oxytocin0.1μg/kg/minを体重60kgで6.0μg/分は12mU/分

すなわち $PGF_2\alpha$ 0.1μg/kg/分を初回より投与することは、オキシトシンの高用量を12ミ
リ単位から投与することになる。オキシトシンの治療範囲を超えていることになる。

第3節　PGF₂α留意点の用量[2a]

　子宮収縮剤に対する被害者の抗議が 2005 年、陣痛促進剤による胎児死亡や後遺症が 92 年以降 198 人とあり、母親も 27 人と市民団体より厚労省に抗議があり、厚労省の安全対策課では、関係学会などにガイドラインを作成する様依頼していると新聞に載せられている。その後、2006 年 7 月「子宮収縮薬による陣痛誘発・陣痛促進に際しての留意点」が日本産婦人科学会および日本産婦人科医会より発行された。

留意点（2006）[2a]

　従来の添付文書と 2006 年の留意点がどこが違うのかを検証してみると、ガイドラインは副作用の軽減のために作成されたと考えられるが、過重な負担になる様な設定にあると思われる。

プロスタルモン F の添付文書(1974)	設定	留意点 2006
点滴静注		初回投与量　$0.1 \mu g/kg/$分
通常ジノプロストとして $0.1 \mu g/kg/$分		$15 \sim 30$ 分ごとに $1.5 \mu g/$分増量
		維持量　$6 \sim 15 \mu g/$分
		安全限界　$25 \mu g/$分

添付文書と留意点を比較すると、幾つかの点で新しく削除、追加されたものがある。

i　初回投与量、維持量、安全限界を設けたこと

ii「増量　15~30　分ごとに」が追加

iii　用量　キログラム当たりより体重当たりに変更。

1.　治療量

今回、留意点に初回投与量、増量、維持量、安全限界が設けられているが、貼付文書になく、薬理学的にも用量の中にこのような用語は使用されていない。使用する意味がないからである。添付文書の $0.1 \mu g/kg/$分は治療量である。治療量というのには、最小有効量と最大有効量とからなる。最小有効量とは、薬物はある一定量以上でなければ効果を発揮しない。最小有効（治療）量に達して（有効閾値）始めて治療に必要な効果があらわれてくる。さらに用量を増すと、作用も次第に強くなるが、効果は限界に達し頭うちになる。この様な用量になると多くの薬物では中毒作用が現れる。中毒作用を現さない最大量を最大有効（治療）量という。従って、最小と最大有効量の間が有効（治療）量で、治療に用いられる量である。治療量の範囲内で投与量の増減をすべきで、症状に応じて治療量内で増減すればよい。

添付文書(3)：症状により適宜増減すると明記されている。改めて増量の項目を必要としないし、まして時間ごとに増量することなどを指針に載せるべきではない。添付文書の治療量の中に増減が含まれていることを理解すべきである。

初回投与量；0.1pg/kg/分

改訂後、添付文書で持続注入 0.05μg/kg/分とされ、幅が設けられたのに続き、2014年のガイドラインにも開始投与量 1.5～3.0μg/分となっている。添付文書の用量の4分の1の 1.5μg/分は 0.025μg/kg/分になる。これを初回投与量と変更した。このことは1974年の発売以来、ガイドラインで漸く、初回投与量が過量であったかを認めたことによると思われる。しかし、開始時投与量の文面は削除していない。PGF$_2$αの初回投与量がどのような意味合いを持っているかというと、オキシトシンと比較すると良く分かる。

図の左は oxytocin の用量に応じて子宮収縮が増加する陣痛曲線を示す[6]。生理的子宮収縮は2～4ミリ単位で得られる。16～32ミリ単位では過強収縮となり、危険である。図 右の用量は PGF$_2$α で添付文書の初回投与量 μg/kg/min と μg/min を左の oxytocin の相当量と並べたものである。Oxytocin の 2mU/min は PGF$_2$α 1μg/min にあたる。

PGF$_2$αではオキシトシンの様な用量に比例した陣痛曲線は得られないので過量投与の危険がある。両者を比べると、陣痛促進などにオキシトシンは通常 1～2ミリ単位/分であり（添付文書）、用量比からみると PGF$_2$αは 0.5～1.0μg/分であり、初回投与量 6.0μg/分は過投与にあると考える。

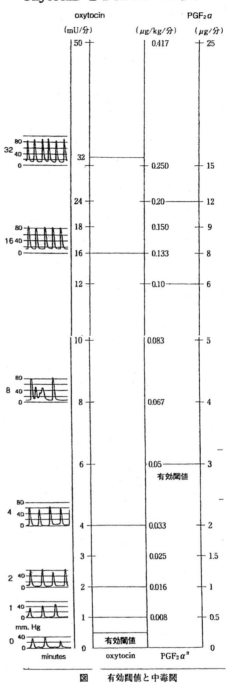

Oxytocin と PGF$_2$α の比較表[6]

図 有効閾値と中毒閾

PGF$_2\alpha$の用量0.1μgと6.0μgの意味

2008の留意点で初回投与量をμg/kg/分で表して唐突にper kgを削除し、μg/分としてあるが、使用者に説明されるべきである。なぜPGF$_2\alpha$0.1μg/kg/分が6.0μg/分になるのかは分らないと思われる。添付文書で、態々PGF$_2\alpha$ 0.1μg/kg/分とあるのはμg単位での微量な投与は体重に大きく左右されるからである。

欧米人80kgに対し日本人は60kgであり低めの投与量になる。承認、発売はμg/kg/分である。既に使用されているオキシトシンはmU/minであり、体重を考慮していない。これは、長年使用されていることもあるが、用量幅が0.5~128mU/minと広く副作用の懸念がない。しかし、PGF$_2\alpha$は用量幅が狭く、容易に中毒閾値に入り易い。1974年承認時0.1μg/kg/分、改訂されても0.05~0.15μg/kg/分の間にある。

体重当たりでも3~9μg/分である。著者は1973年、OxytocinとPGF$_2\alpha$の用量比を算定し、誌上に発表[7]した。この時の邦人満期妊婦体重を60kgとして計算し、別表の様な比較表を作成した。オキシトシンと同じくPGF$_2\alpha$も使用し易い面はあるとしても、添付文書の趣旨は、やはりper kgを入れての投与が望まれる。

Oxytocin と PGF$_2\alpha$の用量比較[7]

添付文書

オキシトシン 1~2ミリ単位/分

プロスタルモンF　0.1μg/kg/分

Oxytocin 1~2mU/min

(0.5-1μg/min/(60kg))

(0.0166~0.333μg/kg/min・

PGF$_2\alpha$　0.1μg/kg/min

6.0μg/min/(60kg)

従ってPGF$_2\alpha$6μg.分はオキシトシンの12ミリ単位/分に相当する。

添付文書にはPGF$_2\alpha$0.1μg/分より症状により増減すると明記されている。改めて増量の項を必要としないし、まして時間毎に増量することなど指針に載せるべきではない。添付文書の治療量の中に増減が含まれていることを理解すべきである。投与量そのものが過量であり、減量こそすれ、増量などすべきではない。

陣痛の状態をみながら加減すべきで、シリンジポンプで設定のままで投与して良いだろうか。増量1.5μg/分はKarim[5]らの述べているPGF$_2\alpha$の治療量である。

2. 増量 1.5μg/分は必要か？

PGF₂αの用法について添付文書には、症状により増減するとある。増量するということは、投与速度を変えることになる。投与速度は添付文書で 0.1μg/kg/分と決められている。体重を略して一律に 6.0μg/分の投与速度にある。投与速度は特に PGF₂αの用法については重要である。オキシトシンの様な規則的な陣痛曲線が得られない。だらだらした陣痛曲線では有効な陣痛の強さをよく測れない。用量に比例した陣痛曲線が得られない。そこで、15～30分ごとに増量が行われている。そして持続的に注入される結果、図の様に投与速度は 3.0、4.5、6.0、7.5、9.0、10.5、12.0μg/分と増加してくる。

添付文書の用量 6.0μg/分では4時間投与でも総投与量は 1440μg で、平均投与量 6.0μg/分であるが留意点 2006 の増量に従えば図のBで示すように、15分ごと、30分ごとの増量により、4時間の総投与量は 4065μg と 2160μg で平均投与速度は 16.9～9.0μg/分となる。

またガイドライン 2011 に従って投与してゆくと、図のCに見られるように、1.5μg 当て 30 分後との投与で4時間後の総投与量は 1530μg、3.0μg/分で 3150μg で平均投与速度は 6.4～13.1μg/分となる。何れも投与平均速度 6.0μg/分を超えている。添付文書の基準量も著者の考える 3.0μg/分の倍量、オキシトシンの 12mU/分に相当する高い用量にある。

図2．PGF₂α増量による投与速度の変化と累積量

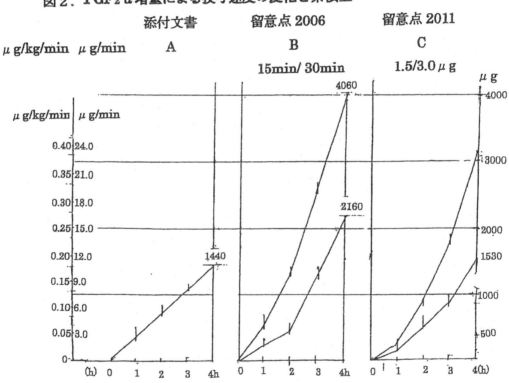

A: 添付文書による投与量　0.1μg/kg/分、　適宜増減
B: 留意点 2006　初回 0.1μg/kg/分
　　15～30分ごとに 1.5μg/分増量
C. ガイドライン 2011　開始時投与量　1.5～3.0μg/分
　　30分以上経てから 1.5～3.0μg/分増やす。

維持量　6〜15μg/分とは

　維持量はどの様な根拠により設定されたのであろうか。増量 1.5μg/分を 15〜30 分ごとに増量すれば当然 6.0μg/分を超えて 15μg/分に達する。さらに用量を増すと累積し危険な中毒域に入ることになる。本来は、治療量内にて維持して症状により増減してゆくと考えられるが、治療量を超えて投与し続けることは避けなければならないと思われる。Oxytocin の様に半減期の短いものでは点滴にて少量ずつ投与するが、$PGF_2\alpha$ は比較的ながい。従って血液から臓器へと移行してゆく。図表の如く急速な投与は累積量の増加となる。

安全限界　25μg/分とは

　安全限界とは最大投与量のことの様に思われるが、安全な量だろうか。添付文書にもない $PGF_2\alpha$ 25μg/分が最大限界という根拠はどこから見出されたのだろうか。小生の計算では、$PGF_2\alpha$ 0.417μg/kg/min は Oxytocin の 50mU/min に相当する。通常、オキシトシンは 1〜2 ミリ単位で使用され 50 ミリ単位/分投与でも安全であるが、$PGF_2\alpha$ においては後述する様に危険である。因みにこの量は、先の Oxytocin と PG の優劣のパネルディスカッションの時、東大側が 3〜25μg/min の用量を提示されたのが、根拠になっているかも知れない。先に、Spellacy[4]らが、まとめた論文を引き合いに出すまでもなく、$PGF_2\alpha$ の有効濃度は 0.05μg/kg/min からで、$PGF_2\alpha$ の 25μg/min は 0.417μg/kg/min となり、8.34 倍の量になる。マイクログム単位での微量で著明な生理作用を持つ様な物質は、外性投与の場合、より慎重な取り扱いと熟知した使用が望まれる。

　維持量、安全限界などの用語は薬理学の教科書にはみあたらない。ただ、ジギタリス剤は $PGF_2\alpha$ と同じく、安全域が狭いので、すぐ中毒作用が現れる。そのため、有効血中濃度を保つため、蓄積、消退の管理上、飽和量、維持量が決められている。これは慢性の疾患であり長期投与例である。これに比し、$PGF_2\alpha$ はオータコイドであり生成、代謝が速い。しかも分娩は数時間より、十数時間の間の投与であり、症状に応じて増減で足りる。敢て維持量、最大量など決める必要があるのだろうか。留意点で決めている最大量の出所は不明であるが、25μg/分はオキシトシンの 50 ミリ単位にあたる高用量である。これで安全な用量だろうか。

3.体重当たり用量の重要性

留意点 2006 で初回投 0.1μg/kg/分 の次に、$15\sim30$ 分ごとに 1.5μg/分増量と体重キログラムを除いて、唐突に 1.5μg/分となり、以下の維持量、安全限界も μg/分の投与量となっている。少し配慮が足りないのでは、これでは、一般に分かり難い。なぜ $PGF_2\alpha$ の添付文書 μg/kg/min が設けられ、Oxytocin は従来より mU/min で通用しているのか。

前述のパネル討論会で、東大側が「Oxytocin は用量幅が $0.5\sim128$mU/min と広範囲であるが、$PGF_2\alpha$ は $3\sim25\mu$g/分 と範囲が狭い。これは至適量でもちいるためには、慣れれば $PGF_2\alpha$ の方がその点を見つけ易いと思われる。」と述べている。[8] 一見、使用し易い様に見えるが用量幅が狭いことは、ジギタリス剤の如く、ジゴキシン $1\sim2$ng/ml で治療量でも中毒を起こすことがあるので慎重に投与しなければならない。後述するが 分娩第 2 期の $PGF_2\alpha$ の血中濃度は 0.8ng/ml serum [9] である。用量幅が広いことは個人感受性の大きいヒューマンにおいてより安全で、誰にでも容易に使用できる。$PGF_2\alpha$ の $3\sim25\mu$g/分 ということは 3μg/分以下では効かないし、25μg/分以内でも中毒になることを意味する。添付文書に態々 μg/kg/min を入れてあるのは微量なホルモン剤であるので、妊婦の体重を考慮して投与することにある。欧米人の体重と日本人の妊婦体重は異なる。

体重当たりの用量は使用には簡単ではあるが、この微量な薬剤は体重に大きく依存されるので、小生は日本人向けに 60 キロとして 0.1μg/kg/min を 6μg/分とし換算。Spellacy[4] の報告に使用した外国人妊婦の平均体重は平均 169（N＝79）、191.7(N=27),171,8(N=171.8), 180.3(N=36) （Ibs）ポンド。これをキログラムに換算すると 76.1、86.3、77.3、81.1kg, 平均 80.19kg となる。これが 0.1μg/kg/min では平均 8.0 μg/min 投与になる。6μg より多い量が外人では投与されることになる。

一方、わが国の満期妊婦体重を小生は 60kg として計算した [7]（後述）。従って、添付文書の $PGF_2\alpha$ 0.1μg/Kg/分は 6.0μg/分となる。ここで考えなくてならないのは用量範囲のことである。パネル討論の時、東大では Oxytocin は個体差が大きく $0.5\sim128$ mU/min と広範囲であるが、$PGF_2\alpha$ は $3\sim25\mu$g/min と範囲が狭いと述べている。[8] 用量幅を超えると中毒量になる。Oxytocin は 128mU/min を超えても中毒量にはならないが。先の Spellecy の比較試験でも Oxytocin は 0.5 から 8mU/min しかもちいない。副作用は none である 。これに対し $PGF_2\alpha$ 20μg/min 以上用いた全例に hypertonus が認められると報告している。$PGF_2\alpha$ 6.0μg/分は 0xytocin 12mU/分に相当とする（後述）。従ってオキシトシンの様に per min で体重を考慮しないで $PGF_2\alpha$ を投与すると過量投与になる。そこで態々 PG は μg/kg/min としてある。これを最近、簡略化してオキシトシンと同じ様に 2011 年、2014 年のガイドラインに μg/分と安易に簡略化してあることに小生は危惧を抱いている。

第4節　留意点2008に対する評価

　2005 年、陣痛促進剤の使用上の問題が指摘されてきたので、厚労省では学会などにガイドラインの作成を依頼したとあり、2006 年、学会より留意点なるものが発行された。その内容は前述した通りである。その後、2011 年版の改定に当たり、被害者の会より要望書が学会に提出された。問題点は過量投与の是正にあった。副作用の軽減を期待していたが、かえって負担になったからである。被害者の会が求めたものは改訂にあたり、次の様なものであった。

1.改訂への要望[10]

　これは前述の通り、子宮収縮剤の投与により脳性まひ、母親の脳内出血などの事象が留意点以後も増加しているとの認識があるからである。事実上、留意点の撤回を求めたものと思われる。これに対し学会の回答[11]は次の通りであった。

　" 留意点 2006 年版に内容的な問題があったために不幸な結果が生じたというわけではありません。中略　ジノプロストに関し今回、示した方法（投与法ならびに分娩監視法）に則して使用されれば、安全は確保され、また妊婦側の子宮収縮薬から得られる利益（有効な子宮収縮による分娩時間短縮）も確保されるというのが、私どものコンセンサスです。貴会ではあまり重視されていないと思われますが、「子宮収縮薬の使用により得られる妊婦側の利益　（分娩時間短縮による利益）」を守ることも私どもにとっては大変重要なことであり、分娩進行に**有効な子宮収縮を得るためにはそれなりの薬剤量**　（勿論、ケースによって大きな開きがあります）の投与が必要となります。中略。このような観点から、本事項につきましては改定通りとさせて頂きます。"との回答であった。[11]

　つまり有効な陣痛を得るために子宮収縮剤の用量を増やしてゆけば行くほど、子宮収縮は強くなり、分娩も促進する。従って分娩時間も早くなる。それが妊婦側の利益になるという論法である。分娩にはある程度時間がかかる。初産婦より経産婦の分娩時間は短くなる。第 6 章に頸管の間大度と陣痛の時間的推移を述べるが、陣痛により少しずつ、頸管は開大してゆく。この過程は子宮の収縮と弛緩の反復によって徐々に行われる。これが自然分娩に至る経過である。　微弱陣痛の場合でもなるべく自然陣痛の様に緩徐に誘導すべきである。異常がないのに分娩時間を短縮する利益とは何であろうか。無理な誘発、促進は妊婦の不利益となると思われる。先にも述べたが、薬は増やせば増やすほど効果が強くなるわけではない。頭打ちになる。それ以上増やせば中毒になる。子宮の過収縮は子宮胎盤血流の減少を招く。**それなりの薬剤量**であっても治療量の範囲でなければならない。治療量とは添付文書の用量である。これに比し、留意点 2006 の用量は添付文書の用量 6.0μg/分より、初回 6.0μg/分、維持 6〜15μg/分、安全限界 25μg/分と 4 倍以上の増量の処方になっている。学会では内容的に問題があったのではなく、投与法に則して使用すれば安全は確保されると述べている。しかし、投与量そのものに問題があるのではないか、前述の通り添付文書より倍以上の用量にあり、その添付文書も過量にある。

2.至適濃度[10]

回答[11]陣痛は子宮収縮力と陣痛周期の 2 つによって測れるが、外側法なので、陣痛周期しか測れない。至適濃度きめることは適切ではありませんの答え、内測法は感染の恐れあり一般的には行われていない。$PGF_2\alpha$ の陣痛曲線は不規則でだらだらした曲線のため、子宮の強さ、周期の把握は難しく、投与し過ぎになる。Montevideo 値での測定は出来ない。筆者[12]は Planimeter での測定を提案する。

第5節　二重基準・過剰投与の背景

　子宮収縮剤過剰投与の背景には子宮収縮剤の用法・用量が二重基準になっている。一つは添付文書、他はガイドラインである。2005年、厚労省は市民団体から寄せられた陣痛促進剤に関する副作用について、製薬企業と関係学会などにガイドラインを依頼したことに始まる。製薬企業側からの用法・用量に関する考え方（添付文書）と臨床医による指針との間に矛盾が感じられる。2006年に学会の留意点が作成された。その経緯が日産婦誌[13]に次のように掲載されているので、改めて検討する。

医薬品添付文書

	プロナルゴンF（ファイザー）	プロスタルモン・F（小野薬品）
用法・用量	0.6mL又は1mLを静脈内に点滴又は持続注入する． 1.　点滴静注：本剤0.6mL又は1mLに5%ブドウ糖注射液又は生理食塩液を加えてジノプロストとして6μg/mL又は10μg/mLになるように希釈し，ジノプロストとして毎分3μg又は5μgから投与を開始し，その後陣痛の状態を観察し，有効な陣痛が得られるようになるまで30〜60分毎に毎分3μg又は5μgの割合で増量し，以後分娩まで至適量を維持投与する． 2.　持続注入：インフュージョンポンプにより静注する場合，本剤0.6mL又は1mLに生理食塩液を加えて200mLに希釈し，ジノプロストとして毎分3〜5μgから投与を開始し，その後陣痛の状態を観察し，有効な陣痛が得られるようになるまで30〜60分毎に毎分3〜5μgの割合で増量し，以後分娩まで至適量を維持投与する． 1.　2.　いずれも，投与量は毎分25μgまでとし，毎分25μgで60分投与しても有効な陣痛を得られない場合は投与を中止する．	妊娠末期における陣痛誘発・陣痛促進・分娩促進には通常1〜2mLを静脈内に点滴または持続注入する． (1)　点滴静注 本剤1mLに5%ブドウ糖注射液または糖液を加えて500mLに希釈し，通常ジノプロストとして0.1μg/kg/分の割合で点滴静注する．なお，希釈する輸液の量及び種類は患者の状態に応じて適切に選択する． (2)　シリンジポンプによる静注（持続注入） 本剤1mLに生理食塩液を加えて50mLに希釈し，通常ジノプロストとして0.1μg/kg/分（0.05〜0.15μg/kg/分）の割合で静注する． (3)　症状により適宜増減する．

表　留意点2006及び2011におけるPGF$_2\alpha$投与方法の比較

	用法・用量
留意点2006	初回投与量　0.1μg/kg/分 15〜30分ごとに1.5μg/分増量 維持量　6〜15μg/分 安全限界　25μg/分
留意点2011	PGF$_2\alpha$3000μgを5%糖液あるいは生理食塩水500mLに溶解（6μg/mL） 開始時投与量：15〜30mL/時間（1.5〜3.0μg/分） 維持量：60〜150mL/時間（6〜15μg/分） 安全限界：250mL/時間（25μg/分） 増量：30分以上経てから時間当たりの輸液量を15〜30mL（1.5〜3.0μg/分）増やす

　用量についてプロスタルモン・Fは1974年に発売され、ジノプロストとして0.1μg/kg/分あて点滴静注するとある。プロナルゴンFの添付文書には、**開始用量を毎分3μg又は5μg**とし、有効な陣痛が得られるまで**30〜60分ごとに毎分3μ又は5μgの割合で増量**し、以後分娩まで**至適量を維持投与**する、とある。これに追従する様に留意点2006は、初回投与量0.1μg/kg/分、15〜30分ごとに1.5μg/分増量、維持量6〜15μg/分としている。ここの開始用量とは最小有効量の事か、有効閾値に達して初めて効果は現れる。少量で何分投与しても効果はみられない。プロスタルモン0.1μg/kg/分は妊婦の体重を分娩時測りながら投与しているのだろうか。体重40kgの人は4.0μg/分に、80kgの人は8.0μg/分になる。

この点プロゴナルモン F は体重を省略し μg 当たりの用量に代えたと思われる。用量 3～5 μg/分としたのは Karim （1971）の 0.05μg/kg/min(4 μg/min)あるいは 著者の計算の 6.0 μg/分をみても、治療量範囲内にある。このまま有効な陣痛が得られるまで、この用量で投与すべきと思う。ただプロスタルモンの 6.0μg/分の増減では過量となり易い。 問題なのはプロナルゴン F で 30～60 分毎に 3～5μg/分 増量するとある。**継続でなく増量**である。これをそのまま受け取れば 30 分経て効果がないから 3μg に 3μg/分 足して 6μg/分に、また効果がないから 30 分経てから 3μg/分上乗せして 9μg/分、次も同じく 3μg/分足してゆくと 12μg/分の投与となる。遂には毎分 25μg/分以上で、投与限界となる。

　　留意点 2006 では 1.5μg/分ごとの増量、維持量 6～15μg 分、安全限界 25μg/分となり、添付文書と大きく異なる二重基準が過剰投与の原因となっている。

2010 年 12 月、陣痛促進剤による被害者の会より学会に対し 2011 年改訂版作成について要望書が提出され、すでに販売中止になっているプロナルゴン F、ジノプロストトロメタミン添付文書に則した使用法を問題にしている。これに対し学会は、診療ガイドラインの推奨内容と医薬品添付文書の内容に結果的に差異が生じているが、プロスタルモン F では投与開始量、および増量幅等投与方法の具体性が欠けていることによる有害事象の発生、および低く設定された最大投与速度による親子に対する不利益が懸念される。

このことで留意点 2006 になり、事象が増加し、撤回を求めたものと考えられ、要望の意見と反するものとなっている。ガイドライン 2011、でより安全度が高まったか、これも学会誌に掲載されているが全国周産期医療（MFICU）協議会会員の各施設を対象とし、過去 1 年間（2011 年 1 月 1 日～2011 年 12 月 31 日）における分娩誘発・陣痛促進目的での $PGF_2\alpha$ の使用状況について調査を実施し、114 施設から回答があった。

調査回答施設一覧（五十音順）

愛仁会高槻病院	高知県・高知市病院企業団立高知医療センター	富山大学附属病院
愛染橋病院	国立成育医療研究センター	豊橋市民病院
愛知医科大学病院	国立病院機構岡山医療センター	長岡赤十字病院
青森県立中央病院	国立病院機構佐賀病院	長崎大学病院
秋田赤十字病院	国立病院機構長崎医療センター	長野県立こども病院
安城更生病院	国立病院機構長良医療センター	名古屋第一赤十字病院
石川県立中央病院いしかわ総合母子医療センター	国立病院機構西埼玉中央病院	名古屋第二赤十字病院
岩手県立中央病院	国立病院機構福島病院	奈良県立医科大学附属病院
愛媛県立中央病院	国立病院機構三重中央医療センター	新潟市民病院
大分県立病院	済生会山形済生病院	新潟大学医歯学総合病院
大分市医師会立アルメイダ病院	埼玉医科大学総合医療センター	西吾妻福祉病院
大分大学医学部附属病院	滋賀医科大学附属病院	日本医科大学多摩永山病院
大阪市立大学医学部附属病院	静岡県立こども病院	日本赤十字社医療センター
大阪大学医学部附属病院	自治医科大学附属病院	日本大学医学部附属板橋病院
大阪府立母子保健総合医療センター	島根県立中央病院	芳賀赤十字病院
大津赤十字病院	順天堂大学医学部附属順天堂医院	函館中央病院
岡山赤十字病院	順天堂大学医学部附属浦安病院	八戸市立市民病院
岡山大学病院	昭和大学病院	浜松医科大学医学部附属病院
沖縄県立中部病院	聖マリア病院	兵庫医科大学病院

香川大学医学部附属病院	聖隷浜松病院	兵庫県立こども病院
鹿児島市立病院	聖隷三方原病院	弘前大学医学部附属病院
神奈川県立こども医療センター	聖路加国際病院	広島市立広島市民病院
亀田総合病院	仙台医療センター	福井大学医学部附属病院
川崎医科大学附属病院	仙台赤十字病院	福岡大学病院
北九州市立医療センター	千葉大学医学部附属病院	福島県立医科大学附属病院
君津中央病院	筑波大学附属病院	防衛医科大学校病院
九州大学病院	津山中央病院	母子愛育会附属愛育病院
京都第一赤十字病院	鶴岡市立荘内病院	北海道大学病院
杏林大学付属病院	東海大学医学部附属病院	三重大学医学部附属病院
近畿大学医学部附属病院	東京慈恵会医科大学附属病院	宮城県立こども病院
釧路赤十字病院	東京女子医科大学病院	宮崎大学医学部附属病院
熊本市民病院	東京女子医科大学八千代医療センター	山形県立中央病院
倉敷中央病院	東京大学医学部附属病院	山形大学医学部附属病院
久留米大学病院	東邦大学医療センター佐倉病院	山口県立総合医療センター
群馬県立小児医療センター	東北大学病院	山梨県立中央病院
慶應義塾大学病院	徳島大学病院	横浜市立大学付属市民総合医療センター
県立広島病院	獨協医科大学病院	りんくう総合医療センター
厚生連高岡病院	富山県立中央病院	和歌山県立医科大学附属病院

以上

オキシトシンとPGF₂αの使用割合 [13]

分娩誘発及び陣痛促進にPGF₂αを使用すると回答した施設は83.3%であり、多くの施設でPGF₂αが使用されていた（下図と矛盾する）。

オキシトシンとの使用割合については、多くの施設が「オキシトシンの方が圧倒的に多い」［オキシトシンの方がやや多い］と回答した（下図）。

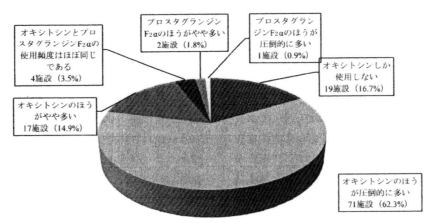

回答施設数：114施設

図　オキシトシンとPGF₂αの使用割合

以上「オキシトシンの方が汎用される傾向にあったものの、81%の施設でPGF₂αが使用されていた。調査対象としたすべての施設において、分娩誘発及び陣痛促進にPGF₂αの用法・用量は、『ガイドライン』の推奨内容が順守されていることが明らかになった。またガイドラインの推奨内容に沿った投与が行われた施設ではPGF₂α投与に関連したと考えられる重篤な有害事象は報告されなかった。」では初頭の脳性まひ、脳内出血は施設では報告がなかったということでしょうか。

第6節　OxytocinとPGF$_2\alpha$の用量比の算定[7]

　Oxytocin と PGF$_2\alpha$ の使用に際して用量に留意しておかなければならない。　質量を量るのに同じ単位で表すことが望ましいが、従来、Oxytocin は mU を、PGF$_2\alpha$ は μg を使用しており、用量についての認識の差が問題になる。元来、子宮収縮剤は長い間Oxytocin が唯一の製品で安定して使用されてきた。

　Oxytocin の効力は、当初、生物学的検定の下に脳下垂体後葉抽出物から、子宮の効力を決め たものであり、脳下垂体後葉末 0.5mg に相当するものを国際単位（IU）と決められた。すなわち、国際単位は Oxytocin 1 I U＝10^{3}mU＝10$^6\mu$U となる。PGF$_2\alpha$ は 10^{6}g の μg で表す。したがって、Oxytocin　1 mU は PGF$_2\alpha$ の 1μg ではない。さらに Oxytocin は従来通り mU/min/body、すなわち、体重を略して使用しているのに対し、PGF$_2\alpha$ は μg/kg/min の用量で、使用に不便である。この不便さを解消するため、筆者はOxytocin と PGF$_2\alpha$ の用量比、μg と mU の計算表を作成し、1973 年に発表した[7]（表2）。

表 2. Oxytocin と PGF$_2\alpha$ の用量比[7]

μg*	oxytocin		PGF$_2\alpha$	
	mU/min/body	μg/min/kg	μg/min/kg	μg/min/body
1.0	2.0	0.016		
1.5	3.0	0.025	0.025	1.5
3.0	6.0	0.050	0.050	3.0
4.0	8.0	0.067		
5.0	10.0	0.083		
6.0	12.0	0.100	0.100	6.0
7.0	14.0	0.117		
8.0	16.0	0.133		
9.0	18.0	0.150	0.150	9.0
10.0	20.0	0.166		
11.0	22.0	0.183		
12.0	24.0	0.200	0.200	12.0
13.0	26.0	0.216		
14.0	28.0	0.233		
15.0	30.0	0.250		15.0
16.0	32.0	0.266		
17.0	34.0	0.283		
18.0	36.0	0.300	0.300	18.0

as body weight 60kg
*：合成oxytocinは200分の1μg

寺木良巳. 日産婦誌　1973；25：1219.[7]

この表は日本人の妊婦体重を 60kg とし、重量比から μg に相当する Oxytocin の量を算定したものである。例えば添付文書の $PGF_2\alpha$ の投与量 0.1μg/kg/分を表でみると 6.0μg/min/body となる。Oxytocin の 0.1μg/kg/min は 6.0μg＝12.0mU/min/body となる。すなわち、$PGF_2\alpha$ 1.0μg/min は Oxytocin の 2.0mU/min に相当する。しかし、両者は従来どおり使用されている。用量において Oxytocin は広範囲にあり、$PGF_2\alpha$ は狭い範囲にある。なぜ両者に違いがでてくるのか、感受性に違いが見られる。この mU と μg の違いが、どの様な意味を持つのかを明らかにすることが本稿の目的である。

　表の算定に当たり、まず Oxytocin の感受性について、Oxytocin は 0.5mU/min/body から 50mU/min/body と広範囲であるのに比し、$PGF_2\alpha$ の用量は 0.05~0.2μg/min/kg と狭い範囲にあると思われる。mU と μg を共通の重量で表現すると、Oxytocin 0.5mU は 0.0042μg、50mU は 0.42μg/min/kg となる。これを前の $PGF_2\alpha$ と比較してみると、

$$\text{Oxytocin} \quad 0.0042 - 0.42 \, \mu g/min/kg$$

$$PGF_2\alpha \quad 0.050 - 0.20 \, \mu g/min/kg$$

となるが、Oxytocin の用量は通常 16mU までであり、50mU/min の投与は考えられない。また、$PGF_2\alpha$ も時として 0.3μg/min/kg の使用があり、上限については大きな差はないことになる。また用量を薬理学的にみると分子量を考慮に入れる必要がある。Oxytocin の分子量は 1007 であり、$PGF\,\alpha$ の分子量は 356 である。上記の式を盛る濃度比になおすと、

$$\text{Oxytocin} \quad 0.0000041 - 0.00042N \, \mu g/min/kg$$

$$PGF_2\alpha \quad 0.0001404 - 0.00056M \, \mu g/min/kg$$

となる。換算すると Oxytocin は 0.004Mng から 0.42 Mng $PGF_2\alpha$ は 0.14 Mng から 0.56Mng となる。

　従って Oxytocin は広い範囲にわたり、ごく少量から反応性をもっており、最高でも 0.42Mng で有効であり、$PGF_2\alpha$ は 0.14Mng から最高 0.56Mng の範囲内にある。実際、Oxytocin の用量は通常 8mU/min 前後が多く、16mU/min で hypercontraction に移行するとされているので、Oxytocin は 0.1Mng 以下の量で反応を持つことになる。$PGF_2\alpha$ よりも少量で有効なこと、すなわち potency が高いことになる。ただし、これは計算上のことであって Prostaglanndin が分娩時において Oxytocin より、はるかに血中濃度が上昇する可能性もあり、一概に用量比のみを云々することは出来ないかもしれない。

コメント：

$PGF_2\alpha$：プロナルゴン F 注射液（住友—日本アップジョン）1982
吸収・分布・代謝・排泄：ⓐ血中濃度：2相性の推移を示して消失し、24 時間後にはほとんど残存しない。半減期は各々0.62，21.2 時間である。ⓑ胎盤中濃度：投与後 1 時間半までは母体血中濃度の 0.4~0.5 倍であり、3 時間以後は母体血中濃度とほとんど同一の推移を示す。(e)臓器内分布：子宮 1.1%、胎盤 0.46%、胎児 0.15% である。(g)排泄：投与後 24 時間までに投与量の 59.4% が尿中に、15.6% が糞中に排泄される。投与後 144 時間までの累積排泄率は尿中に 64.4%、糞中に 26.6%、総排泄率は 91% である。

参考文献　第3章

1. あすか製薬株式会社. アトニン0.1単位、5単位、添付文書2010

   小野薬品工業株式会社。プロスタルモン・F注射液2000添付文書2010

2a 日本産科婦人科学会、日本産婦人科医会編、子宮収縮薬による陣痛誘発・陣痛促進に際しての留意点.日本産科婦人科学会.平成18年7月

2b 日本産科婦人科学会、日本産婦人科医会編.産婦人科診療ガイドライン―産科編2011.日本産科婦人科学会：2011

2c 日本産科婦人科学会、日本産婦人科医会編、産婦人科診療ガイドライン産科編2014 日本産科婦人科学会：2014

3 ACOG Comittee on Practice Bulletins- Obstetrics. ACOG Practice Bulletin No.107 Induction of Labor. Obstet Gynecol. 2009;114:386-397

4 Spellacy WN, et al. The induction of labor at term-Comparisons between $PGF_2\alpha$ and oxytocin infusions. Obs & Gyn. 1973; 41:14-21

5 Karim SMM;Trussell RR; The use of prostaglandins in obstetrics. East Afr Med J 48;1-12,1971

6 寺木良巳.Oxytocin の薬効と安全性の評価。新薬と臨床　2012;61:2526-2532

7 寺木良巳.ヒト摘出、妊娠子宮に対する Prostaglandin $F_2\alpha$ ならびに Oxytocin の効力比について.日産婦誌　1973；25;1213-1222

8 佐藤和夫、安永洸彦、木下勝之，　金子義春、福岡秀興、坂元正一。第53回日本産婦関東地方部会抄録1976

9 Cornosek, R.M.G., Morill,L.,M and Levine,L.,1972;Prostaglandins 171

10 陣痛促進剤による被害を考える会，「子宮収縮剤による陣痛誘発・陣痛促進の際の留意点：改訂2011年版」（案）の要望書，2010年12月

11 日本産科婦人科学会：「(子宮収縮剤による陣痛誘発・陣痛促進の際の留意点：改訂2011年版」（案）　への要望書・に対する回答。2011年3月　日本産科婦人科学会

12 寺木良巳，Prostaglandin による高血圧と脳内出血、その成因と安全対策の盲点。新薬と臨床。2013；62：2118－2132

13 村上真紀・海野信也，「子宮収縮剤による陣痛誘発・陣痛促進によるプロスタグランジン $F_2\alpha$ の用法・用量に関する使用実態・日産婦誌，2013；6：1388～1392

第Ⅱ編　基礎編
第4章　子宮収縮剤の性状・特徴

第1節　オキシトシンoxytocin

脳下垂体後葉ホルモンは間脳下垂体後葉より分泌されるポリペプチドである。初期には一成分によると考えられていた脳下垂後葉抽出物中の生理活性が、1928年にKammら[1]により、子宮収縮作用を主とする(オキシトシン)と血圧上昇作用を主とする(バソプレシン)とに始めて分離された。共にアミノ酸8個のoctapeptideで3位と8位のアミノ酸だけが異なる。その後、組織が明らかにされ、半合成から合成され、現在は異種タンパクを含まない純粋な化学合成品である。

1.化学構造

$$\begin{array}{c} 1\ \ 2\ \ \ 3\ \ \ 4\ \ \ 5\ \ \ 6\ \ \ 7\ \ \ 8\ \ 9 \\ Cys-Tyr-R_1-Glu-Asp-Cys-Pro-R_2-Gly \end{array}$$

Arginine vasopressin: R_1=Phe, R_2=Arg.

Oxytocin: R_1= 1 Leu, R_2=Leu.　　（図1）

2.生成部位

視床下部で作られて、後葉に運ばれる下垂体は、間脳に下面に細い柄でぶら下がっている0.5g位の芥子の実大の丸い器官で腺性下垂体と神経下垂体とからなる。神経下垂体は濾斗と後葉に部分からなり、後葉は、間脳の視床下部の一部が伸び出して来たもので、漏斗は後葉と視床下部を結ぶ部分にあたる(図2)。

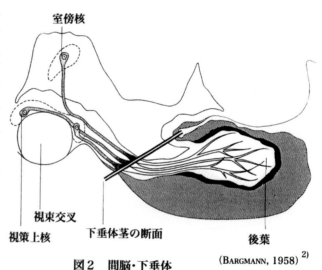

図2　間脳・下垂体　　(BARGMANN, 1958)[2]

Oxytocinの主な作用は、子宮収縮と乳汁分泌である。オキシトシンは子宮筋に直接作用し、その子宮の強い律動的な生理的陣痛同様の子宮収縮を起す。オキシトシンは他の平滑筋も収縮する作用があるが、子宮筋におけるほど顕著ではない。ヒトの場合、妊娠初期には子宮筋の感受性は低い。妊娠末期には下垂体後葉中の含量が増強する。分娩時の子宮収縮を促進し胎児の娩出を容易にする。過量投与では高頻度の高い収縮が持続し、所謂、過強陣痛となり、子宮の血流が減少し、胎児血行も障害され、低酸素症を引き起す。また、母体にも子宮破裂、常位胎盤早期剥離などの障害を引き起す。

3. オキシトシンとバソプレシンの生理活性

オキシトシンの血管平滑筋に対する作用は子宮筋におけるほど顕著ではない。大量を与えると、その脈管系の平滑筋に直接作用し、血管平滑筋の弛緩のため、血管拡張が起こり、血圧の低下がみられる。少量では上昇を来たす事がある。なお、構造上の類似からオキシトシンにも弱いながらバソプレッシン作用がある。図3の様にバソプレシンとオキシトシンの血圧作用はラットで600:3である。アミノ酸が2個しか違わないが、結合するリセプターもバソプレシンと同じV_1、V_2である。V_1というリセプターにクロスアウトすることがあれば、血管収縮、血圧上昇ということは十分あり得ることになる。オキシトシン投与による脳内出血の事例も報告されている。

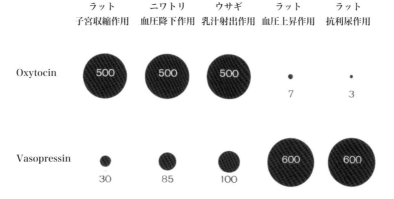

Fig. 4. Diagram illustrating the biological activity of oxytocin and arginine vasopressin in different tests.
by Van Dyke et al. (1955).[3]

図3　オキシトシンとバソプレシンの生理活性

オキシトシンの作用は妊娠、分娩時、亢進するのではないか、非妊ラットにオキシトシン$25\mu g/kg$ i.v.で血圧に変化はなく、250、$500\mu g/kg$ i.v.で血圧の上昇がみられる（図4）。

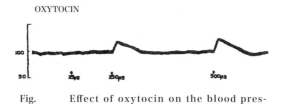

Fig.　Effect of oxytocin on the blood pressure in rat.

図4　非妊ラットの血圧作用[4]

4.オキシトシンの血圧作用（妊娠による変動）

調査会[5]でオキシトシンでの脳内出血の報告は10年以上のものであって、最近では特に出ていないので添付文書を改訂したり、注意喚起を改めて必要ないとの意見であった。2001年前まではオキシトシン上限50mU/minで、以後20mU/minに改定された。しかし前述の通り、脳性麻痺、胎盤早期剥離の事例は今日でも報告されている。用量に問題はないか。妊娠時特に分娩時のオキシトシンに対する感受性は亢進する。図5はPressor作用は妊娠経過とともに増加するとし、ラット血圧で同じ効果を得るのに中期ではオキシトシン50mU/day必要なのに妊娠末期では10mU/dayで十分とし、妊娠初期の血圧をゼロとし、娩出時には+28mmHgに上昇したと報告[6]がみられる。

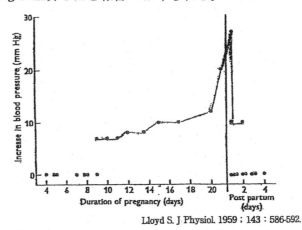

Lloyd S. J Physiol. 1959 ; 143 : 586-592.

図5　オキシトシン25mU/日投与によるラットの妊娠，分娩経過と血圧の変化　[6]

また調査会[5]で一参考人よりマウスで卵巣を摘出して女性ホルモンがない状態にすると、FPという$PGF_2\alpha$受容体の遺伝子は急激に発現量が100倍くらい上昇する。血圧上昇に関しては、個体によって血管内皮に発現するFP受容体の量が、分娩の前後でも大きく変わる。これらの事から、他の動物で非妊時に行われた薬理学的な実験はおそらく、参考にならないと考える」と述べられた。これと同じく、オキシトシンにもV_1,V_2の受容体があり、妊娠末期、陣痛発来時のオキシトシンに対する感受性は通常と異なるものと解釈される。報告書[5]の中にオキシトシンについては、血圧は上昇するという文献と血圧が下降するという文献があり、結局オキシトシンと出血性脳血管障害との因果関係は不明と評価されたが、通常1～2mU/minのところ20mU/minと指針でも示されている。

第2節 用量と子宮収縮

1.用量と反応曲線（Ox,PG）[7]

子宮収縮剤の用量を増してゆくと、作用の強さがどのように変化してゆくかを示したものが用量−反応または作用曲線という。これを図で示すと次の様になる。

図6はラット子宮片を de Jalon 液に懸垂し Oxytocin の低濃度 10^{-11}g/ml から子宮の収縮反応がみられるが、濃度を上げてゆくと、子宮収縮も強くなる。Oxytocin の濃度 10^{-9}g/ml になると作用は限界に達し、それ以上げても収縮は頭うちになる。この経過は S 字状の曲線になる。一方、$PGF_2\alpha$ は 10^{-9}g/ml より収縮がみられ、10^{-6}g/ml で最大の収縮になる。この例では Estradiol 処置の Oxytocin が $PGF_2\alpha$ より強い作用がみられた。

図7は摘出ヒト子宮片で $PGF_2\alpha$ は非妊子宮(n.g.ut)で 7×10^{-9}g/ml より収縮しはじめ 10^{-7}g/ml で最大に、帝切子宮片（c/s）で 5×10^{-8}g/ml より収縮しはじめ、5×10^{-5}g/ml で最大に達した。これに比べ Oxytocin は作用が弱く、8×10^{-6}g/ml より収縮し、5×10^{-5}g/ml で最大収縮がみられた。

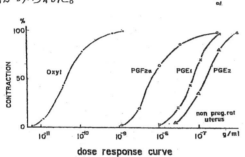

図6 ラット子宮における用量反応曲線 [7]

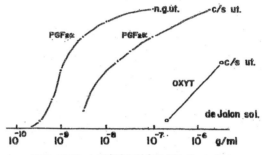

図7 摘出ヒト子宮筋に対する PGs,Oxytocin の用量反応曲線 [8]

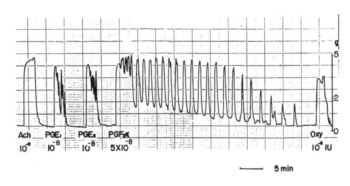

Oxytocin は1回の収縮のみ、$PGF_2\alpha$ は痙攣性収縮の持続がみられる。

2. ヒト妊娠末期子宮のOxytocin, PGF₂αに対する感受性[9]

　子宮収縮剤の使用に際しては、どの位の量から効果がみられ、どの位までの量まで使用できるかを考慮に入れておかなければならない。オキシトシンとプロスタグランジンでは単位も異なり、半減期も異なる。何れも点滴静注で使用される。半減期が比較的短いからである。ヒト妊娠末期子宮のOxytocin、PGF₂α投与と初発子宮収縮との関係を外測陣痛曲線上より求めた。用量を増してどのように作用の強さが変化するかをみた。有効閾値に達して始めて効果がみられる。その結果、oxytocinの各用量0.05、0.075、0.10、0.15、0.20、0.40mU/kg/minの静注投与により、初発子宮収縮は、それぞれ、7.3、5.5、3.8、2.8、2.1、1.9分であり、用量を増せば反応時間が速くなることが知られた（図8）。一方、PGF₂αの0.025、0.05、0.10、0.20、0.30、0.40μg/kg/min静注により、陣痛形上、初発子宮収縮反応の現れは、それぞれ、37.3、23.4、15.6、7.8、3.6、2.9分であり、oxytocinより反応時間が遅延する傾向がみられた（図9）。

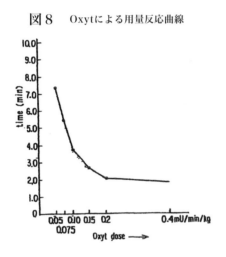

図8　Oxytによる用量反応曲線

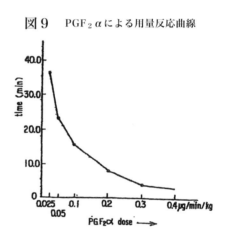

図9　PGF₂αによる用量反応曲線

　以上のことから、オキシトシンはごく少量から妊娠末期子宮に対して収縮反応が見られる。従って分娩誘発、促進には生理的範囲を超えないように、少量ずつ投与すべきである。内外の添付文書にも初回1〜2ミリ単位とあるが、わが国では、維持に、最大投与20ミリ単位まで投与可能としている。一考すべきではないか。また、PGF₂αについてこのデータは1974年に発表したものであるが、同年にも承認されたPGF₂αの添付文書にはPGF₂α0.10μg/kg/分とある。この用量は基準となり、現在も使用されている。体重当りに換算すると60キロとして6.0μg/分となる。産科ガイドラインで推奨している最大投与量25μg/分は0.4μg/kg/分以上で頭打ちとなっており、此の様な用量は過量投与の危険性が高まる。
再検討がのぞまれる。

3.オキシトシン半減期の算定[9]

　子宮収縮剤の様な微量で点滴による陣痛効果を見るのに、その薬物の半減期を知る事は大切である。半減期を考えないと投与薬物が時間毎に累積してゆく。それにより過剰投与になる。Caldeyro-Barcia et al[10](1957) は oxytocin の点滴静注投与中止後の子宮収縮反応の消失を見て oxytocin の消退を調べる方法を述べているが、その後、half-life の測定については生物学的検定法、トコグラム、免疫化学的方法などによって、それぞれ成績が得られている。一方、Augsberger[11](1954) は或る物質の消退する割合は存在する物質の量に比例するという考えから間接的に半減期を求める方法を提案した。数式は次の通りである。

$$Wt = \frac{D.(1-P^t)}{-\log_e P}$$

　　D= 単位時間当りの注入量

　　t= 反応出現までの注入時間

　　P=h　$\sqrt{0.5}$：h は半減期

　以上の式により、今回、Oxytocin 注入による血中よりの半減期の計算を試みた。表 1 は半減期を 1 ～ 7 分、Wt（体内の血中存量）を計算したものである。始め半減期を 1 分とし投与量を増加してゆくと Wt 値も増加する。半減期を 2 分、3 分としたときも同様であるが、半減期を 5 分、或いはそれ以上とすると用量を増加しても却って減少してくる。この表より Oxytocin のおよその半減期は 3 ～ 4 分の間にあると考えられる。

　この値は Gonzalez-Panizza et al[12] (1961) の報告と類似する。以上 Oxytocin の生物学的半減期は 3 ～ 4 分が妥当なものであると考えられている。これは 1999 年の日本薬局方にオキシトシンの半減期は 1.5 ～ 3.5 分の間にあると記載されている。

表1. 種々の半減期における血中 oxytocin（様物質）の量[9]

D	t	Wt						
		h=1min	h=2min	h=3min	h=4min	h=5min	h=6min	h=7min
0.05	6.2	0.07	0.12	0.16	0.19	0.20	0.22	0.23
0.075	4.4	0.10	0.16	0.20	0.23	0.24	0.25	0.26
0.10	2.7	0.12	0.17	0.20	0.21	0.22	0.23	0.23
0.15	1.7	0.14	0.19	0.21	0.22	0.22	0.23	0.23
0.20	1.0	0.14	0.16	0.17	0.18	0.18	0.18	0.19
0.40	0.8	0.24	0.27	0.29	0.29	0.30	0.30	0.30

　　D=Oxytocin infusion dose (mU/kg/min).
　　t=time interval from start of infusion to first ut. contraction, corrected by 1:1min.
　　h=assumed half-life of oxytocin.
　　Wt≒amount of exogenous supplied oxytocin present in the organism in an active form
　　　at time t (mU/kg)

4.オキシトシンの血中濃度の算定[9]

オキシトシンは内因性の物質であり、もともと正常婦人、妊婦の血液中に存在しているもので、分娩時に増加することが考えられる。陣痛時、誘発時など子宮はオキシトシンのある一定の血中濃度、すなわち閾値で最初の収縮反応が現れるものと考えられる。そこで前記の表 1 Oxytocin の半減期を3〜4分として、オキシトシンの収縮発現用量、すなわち閾値を計算すると、kg 当たり 0.16 から 0.29mU となり、平均 0.225mU/kg となる。表2のSaameli[13](1963)の計算と同様に、外性Oxytocin の血中濃度を推測すると、体重 70kg の婦人の血液量 5000ml では 1ml 中、0.225x70÷5000、すなわち、0.003 mU/ml(= 3.0U μU/ml=6.3 pg/ml)となる。加藤ら[14]は RIA で正常婦人 Oxytocin の血中濃度はすなわち.003mU/ml(=3.0 μU/ml=6.3pg/ml)となる。加藤ら[14](1973)は RIA で正常婦人 oxytocin の血中濃度は 0.005mU/ml 以下であろうとのべている。これらの事から、妊娠末期婦人において、既に内性オキシトシンの産生遊離があり、さらに注入により 3μU/ml 上積みされることにより、有効閾値に到達し、陣痛曲線上、有効な子宮収縮となって表れると考えられる。すなわち、内因性のオキシトシンが或る範囲内にあり、僅か 3μU/ml の増加により影響を受けるものと思われる。

表2 Oxytocin（様物質）の血中濃度ならびに半減期 [9]

Year	Reference	Condition	Method	half-life	Concentration
1957	Gonzalez-Panizza et al	Pregnant at term during oxyt inf,	tocographic studies	9 min	10—30μU/ml plasma
1960	Caldeyro-Barcia	during nol labour 24hrs.p.p.	MERR	—	0.1— 0.2mU/ml plasma 0.02 mU/ml plasma
1961	Fitzpatrick et al	in labour 2 days p.p.	MERR	—	100— 200 μU/ml plasma 2—3 μU/ml plasma
1961	Gonzalez-Panizza et al	during oxyt inf.	MERR	1.2— 4 min	1 —13mU/ml blood
1961	Müller	pregnant near term	tocographic studies	1 — 3 min	—
1963	Saameli	pregnant near term	tocographic studies	3 — 4 min	3 μU/ml blood
1972	Gibbens	during labour	RIA	3 min	
1973	加藤 紘, 他	正常婦人 分娩2期陣痛発作時 間歇期	RIA		0.005mU/ml plasma 0.040mU/ml plasma 0.026mU/ml plasma

MERR-milk ejection response rabbit

第3節　プロスタグランジン

　Prostaglandin（以下PGと略）という名称は1935年von Eulerによって、平滑筋を刺激、血圧降下作用のある新しく精液及び生殖付属腺中に最初に見出されたことになる。プロスタグランジンはオキシトシンの様な下垂体分泌液と異なり、多くの組織中にある生理的活性物質、オータコイドと呼ばれるものの一群で生理的ないし病的な条件下で生成され、主として生成部位周辺で放出される。オータコイドは特定の刺激に応答して速やかに合成される物質であり、周辺環境に対して即効性に作用し、その活性は分解される迄の短い時間だけ持続する。すなわち微量で著明な生理作用を示すことにある。我が国では子宮収縮剤として$PGF_2\alpha$製剤が1974年来発売され、陣痛誘発、分娩促進に使用されているが、過強陣痛、子宮胎盤血流減少、高血圧など重篤な副作用が多く報告され、添付文書に警告、ガイドラインでも使用上の留意を呼びかけている。

1.化学と種類

　プロスタグランジンは種々の程度に不飽和で酸化された側鎖をもったプロスタン酸である。構造の違いによりPGE_1、PGE_2、$PGF_2\alpha$（プロスタグランジン$F_2\alpha$＝dinoprost）などがあり、アラキドン酸から生成される。$PGF_2\alpha$の化学構造は右に示す通りである。

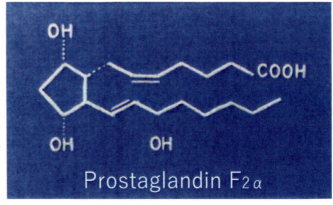

2.薬理作用

　平滑筋収縮作用はオータコイドの特長である。PGの種類により異なるが、血管拡張、血管収縮、腸管平滑筋または気管支滑筋の刺激、子宮刺激などがある。アラキドン酸代謝物の薬理作用をまとめると右図の様になる。

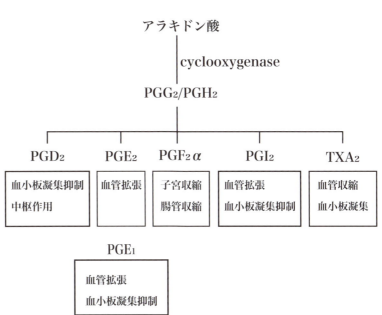

アラキドン酸代謝物の薬理作用

医科薬理学　1991.（一部改変）

3.プロスタグランジン$F_2\alpha$の血圧作用

調査会[5]でプロスタグランジン$F_2\alpha$の血圧作用について様々論議されたが、用量の問題において、一参考人から「妊娠ラットに 50 μg/kg 使用しているが、我々が使っている濃度よりも 10 倍から 100 倍ぐらい高いと思う。それに対する見解は如何かと問われた。また、そのような濃度を我々が使うことはない」。これに対し基礎の参考人から「それがベースになっているわけです。定性的に言えば、$F_2\alpha$というのは血管を収縮させると言うのはレセプターの面からみてもそうです。そういう性質を持っているのは間違いないだろうと、これは否定できないと思いますと。生化学の面からも FP レセプターの発現レベルにも相当個体差があるのではないかと思います。ラットの血圧上昇 in vivo の場合に、難しいのは、実際に $F_2\alpha$ で血圧が下降すると言うフェーズも観察されていますので、これをどう考えるかということなのです。私の推測ですが FP レセプターを介して、例えば血管内皮細胞の細胞内カルシュウム濃度が上がる。そこから NO が放出されて、それが血管平滑筋をリラックスさせるというような、もっと複雑な減少が生体の中では起こっていると思うのです」。筆者の実験ラットでも用量によって、$PGF_2\alpha$ の血圧作用は一様ではないことを図で示す。用量について、小生の意見としては、6.0μg/分を 10 分間投与した場合、60μg の投与に、60 分で 360μg に、120 分で 720μg の投与量は 12.0μg/分となる。後述する症例では 4 時間で 3000μg の投与で平均 12.5μg/分の投与となっている。有効濃度は 3〜6μg/分である。E_1 はヒトで 5μg/体重でも有効、実験での妊娠ラットの使用の 1/10 である。

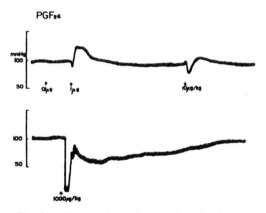

ラットに $PGF_2\alpha$ の各種用量を静脈投与した。0.1μg/kg で反応なく、1μg で 25mmHg の上昇、10μg で 17mmHg の下降後上昇がみられた。1000μg/kg i.v 投与で直ぐ 90mmHg の下降がみられ、20 分後においても 80％しか回復がみられなかった。

Fig.[4] Effect of PGF_{2a} on the blood pressure in rat.

また、実験でワンショットで入れる場合と、臨床で使う様に薄い濃度を持続的にずっと点滴で入れていく場合と、血圧に対する影響も違うのではないかと、一委員から問われた。薬理の参考人より、小生（寺木）のデータによると、$F_2\alpha$ の半減期は 17 分と結構長いのです。それで持続的にインフュージョンして、割合短時間の中にドーズアップしていくと、その収縮作用は結構、累積的になってくる可能性はあると私は考えています」と答えられた。オキシトシンの 3〜4 分に比べ長い。半減期と累積の問題は後述する。

4.プロスタグランジンの半減期の算定[9]

プロスタグランジン $F_2\alpha$ の臨床応用について問題なのは、短時間における点滴による蓄積と消退にある。かってオキシトシンも筋注で用いられていたが、半減期は 3〜4 分で速く、消退も速いので陣痛の調節をし易い。$PGF_2\alpha$ については、現在、半減期も確立されていないが多くは Caldwell et al.[15] などの免疫化学的な方法などにより行われている。今回、筆者は [9]Oxytocin と同じく Augsberger[11]の方法により、$PGF_2\alpha$ の半減期をトコグラムを用いて算定した。その根拠は Augsberger によれば、ある物質の消褪する割合は、存在する物質の量に比例するという考え方による間接的に半減期を求めるという方法である。

$$ 数式 \qquad Wt = \frac{D.(1-P^t)}{-\log eP} $$

D=単位時間当たりの注入量 、 t =反応出現までの注入時間、

$P = h\sqrt{0.5}$:h は半減期

上記の式により半減期をもとめたところ、表3の結果がえられた。

半減期を 1 分から 20 分とした時の Wt (体内血中残存量) は用量 (0.025,0.05,0.1,0.2,0.3) の増加に応じて増大してゆくが、用量が 0.10, 0.20 の時、半減期は 17 分、18 分で同じ値になり、19 分より用量 0.20 の時の Wt の値は用量 0.10 の時のそれよりも下回るようになる。このことから $PGF2\alpha$ の半減期は 16〜19 分の間ではないかと思われる。

表3　　種々の半減期における血中 $PGF_2\alpha$ （様物質）の量[9]

D	t	h=11 min	h=12 min	h=13 min	h=14 min	h=15 min	h=16 min	h=17 min	h=18 min	h=19 min	h=20 min
		Wt									
0.025	35.4	0.35	0.38	0.40	0.42	0.44	0.45	0.47	0.48	0.50	0.51
0.05	21.5	0.59	0.62	0.64	0.66	0.68	0.70	0.72	0.73	0.75	0.76
0.10	13.7	0.92	0.95	0.97	0.99	1.02	1.03	1.05	1.06	1.08	1.09
0.20	5.9	0.99	1.00	1.01	1.02	1.03	1.04	1.05	1.06	1.06	1.07
0.30	1.7	0.48	0.49	0.49	0.49	0.49	0.49	0.49	0.49	0.50	0.50

D=$PGF_2\alpha$ infusion dose (μg/kg/min).

t =time interval from start of infusion to first ut. contraction, corrected by 1.9min.

h =assumed half-life of $PGF_2\alpha$

Wt=amount of exogeneous supplied $PGF_2\alpha$ present in the organism in an active form
    at time t (μg/kg)

5.プロスタグランジンF$_2$αの血中濃度の算定[9]

前の PGF$_2$α の半減期の測定により、PGF$_2$α の半減期は 16～19 分の間にあるのではないかと考えられる。この時の有効閾値の範囲を 0.45～1.06μg/kg と考えると、その平均は 0.765μg/kg となる。同じく、体重 70 キログラムの婦人の血液量 5000ml として、子宮収縮反応を引き起す PGF$_2$α の血中濃度は 0.765×70÷5000、すなわち、0.0107μg/ml（=10.7ng/ml）となる。このことは少なくとも PGF$_2$α の血中濃度が 10ng/ml 増加することによって子宮収縮の発現がみられると考えられる。

この結果を表 4 の諸家の報告と比較してみると、平田ら [16] の如く、正常人より妊婦の PGF$_2$α の血中濃度は数倍からの増加がみられる様である。一方、木下ら [17] は分娩時が分娩前よりも増加が見られないと様々である。しかし陣痛誘発は Karim ら [18] の如く 0.05μg/kg/min より効果がみられることから、内因性の PGF$_2$α に僅かの外性 PGF$_2$α が加味することにより陣痛が誘発されることになると思われる。

表4　PGF2αの血中濃度

Year	Reference	Condition	Method	Concentration
1968	Karim	in labour		6.3 ng/ml blood
1971	Caldwell et al	luteal phase Pregnancy (1st trimester) labour (peak of ut. cont.) delivery	R I A	200— 300 pg/ml plasma 600— 900 pg/ml plasma 1.2— 3.0 ng/ml plasma 3.0— 5.0 ng/ml plasma
1972-a	Cernósek et al	female	R I A	0.25—0.49 ng/ml plasma
1972-b	Cernosek et al	second trimester third trimester	R I A	0.8 ng/ml serum 0.3— 0.4 ng/ml serum
1972	平田　文雄, 他	妊　　娠 正　常　人	R I A	1.54—2.74 ng/ml serum 0.14—0.95 ng/ml serum
1973	鈴木　国興, 他	月経終了後	R I A	27—30 ng/ml
1973	木下　勝之, 他	分娩発来　15—21日前 1—3日前 分娩1期 分娩時	R I A	2.93 ng/ml plasma 3.55 ng/ml plasma 1.77 ng/ml plasma 1.97 ng/ml plasma

参考文献　（第4章）

1　Kamm,O.,et al.J.Am.Pharm.Assoc. 50,573(1928)

2　Bargmann,W.:Structure and function of neurosecretory systems. Triangle 3,07,1958.

3　Van Dyke, H.B, Adamsons, K.Jr. and Engels.S.L.Aspects of the biochemistry and physiology of the neurohypophyseal hormones,Recent Orogr, Hormone Res., N.Y. 11, 1.1955.

4　Teraki Y., S.Maemura.: Effects of Prostaglandins and several vasoactive substances on blood pressure, respiration and blood flow by intra-ventricular,intra arterial and intravenous routes. SHIGAKU 1989,76. 1246-1257.

5　医薬品医療機器総合機構　陣痛促進剤による出血性脳血管障害、常位胎盤早期剥離及び子癇のリスクに関する調査、2013年7月、厚労省

6　Lloyd S.: Changes in the vascular responses of the rat during pregnancy. J Physiol.(1959),143;586-592

7　Teraki Y.: The mode of action of Prostaglandins on the uterus muscles.J,Iwate Med. Ass.1979.31:199-210.

8　寺木良巳　ヒト摘出。妊娠子宮に対する Prostaglandins $F_2\alpha$ ならびに Oxytocin の効力比について　日産婦誌　1973：25：1213-1222.

9　寺木良巳　人妊娠末期子宮の Prostaglandin $F_2\alpha$、Oxytocin 投与による感受性と半減期の測定ならびに血中濃度について　日産婦誌　26:1175-1183、1974

10　Caldeyro-Barcia ,r.,et al .J. Pharmacol. Exper. 1957:121,18

11　Augsberger,A.(1954): Klin. Wschr;32,945.

12　Gonzalez-Panizza,V.H.,Sica-Blanco,Y. and Mendez-Bauer,C. :Oxytocin,London,1961,Pergamon Press,Ltd.

13　Saameli,K.(1963):Am.J.Obst. &. Gyn. 85,186.

14　加藤　紘、木戸雄一、鳥越　正（1973）：第25回日産婦総会講演集

15　Caldwell,B.V.,Burstein,S., Brock, W.A., and Speroff,L/.,(1971):J. Clin. Endocr,33,171.

16　平田文雄、稲川寿夫、大木史郎　（1972）：医学のあゆみ、81,262.

17　木下勝之、佐藤和夫、坂元正一　（1973）：医学のあゆみ、81,262.

18　Karim,S.M.M(1968):Brit. Med. J.4,618.

第Ⅲ編　臨床応用編
第5章　分娩誘発と陣痛促進

第1節　用量と子宮収縮

1.オキシトシン用量と子宮収縮

　従来より世界各国で使用されているoxytocinの用量を定評あるCaldeyro-Barciaの論文から引用した。Oxytocinの注入量と妊娠末期子宮の収縮とは密接な関係があり、頸管2cm開大の時、Oxytocin 1〜2mU/minの点滴静注により、分娩第1期の子宮収縮を、8mU/minで分娩第2期様の刺激を与えることが出来る。第2期の最も強い収縮は16mU/minによってもたらされるとのべている。

　下の図はCaldeyro-Barcia[1]が1957年に発表したもので、オキシトシンの投与量と子宮収縮の関係を示している。図で0は自然の収縮を表している。これに1,2,4,8,16,32mU/minと点滴量を増やしてゆくと、子宮収縮のトーヌス、強さ、頻度が用量に応じて増してくる。10分間での子宮活動Uterine Activity,U.A.をMontevideo Unitsで表すと、それぞれ自然の64から94,121,169,218,270,323単位となる。この様にオキシトシンの投与量と子宮収縮の強さに比例する。しかし、PGの様なincoordinateな曲線においては適応出来ない。

左図をplanimeterで解析したところ、ほぼMontevideo値と同様の結果を得た。

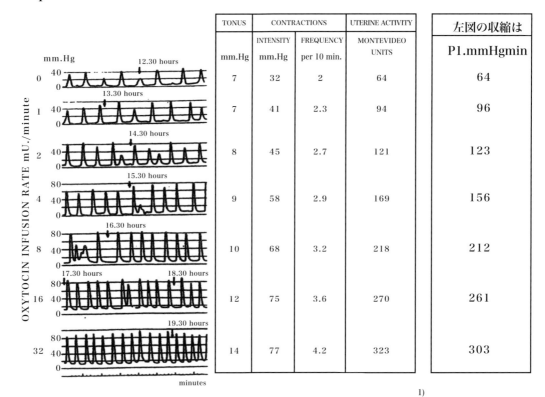

(CALDEYRO-BARCIA et at.. 1957b)[1]

2.生理的収縮と過収縮

子宮活動(Uterine activity, U.A.)は Montevideo 単位で表されることを述べたが、続けて増量していっても図でみられる様に或る一定の所で横ばいになる。(用量反応曲線)。
図では左側に生理的収縮を、右に危険な過収縮になる事を表している。
　Caldeyro-Barcia et al.,[2)]は1958年、生理的子宮収縮と危険な過収縮をトーヌス、強さ、頻数に分け限界を超えた場合を Hypertonus, hyperactivity, tachysystolia とし、生理的収縮を超えた場合の過収縮を hypercontractility は危険とする図を示し、子宮活性度 uterine activity を Montevideo Units で表した。これによるとオキシトシンの infusion rate を上げれば、頻度と強さは、比例してゆくが、トーヌスは少ししか増加しない。容易に hypertonus にならない。ここが $PGF_2\alpha$ の投与と大いに異なる所である。生理的な子宮活性度 uterine activity を150から240単位とするとオキシトシン 3～8mU/min で得られる事になる。8mU/min から 16mU/min は危険移行期、16mU/min 以上 32mU/min は危険域となる事が知られる。

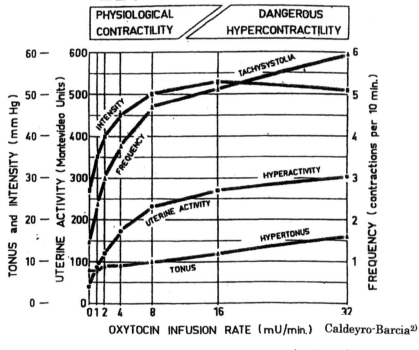

OXYTOCIN INFUSION RATE (mU/min.)　Caldeyro-Barcia[2)]

上図をPl値で表すと		4~8	8~16	16~32 (mU/min)
	強さ	100	159	341	692
	頻度	100	185	414	950
	トーヌス	100	156	333	848
	子宮収縮力	100	205	498	1112

　　　以上のことから生理的収縮の誘導範囲は Monte-Video 単位と同じく、
　　　148～250mmHgmin の範囲内にあることが知られる。

3.誘発剤の使用の留意点

頸管が未熟であっても誘発が必要な場合、穏やかに分娩第１期まで誘導することが大切で、急速な誘発は危険な場合がある。実例を挙げて説明する。

症例１。誘発６日で成功例（図１）。

糖液で陣痛がないのを確認後、$F_2\alpha$ $8\mu g$/分 ３時間注入、２日目、同じく 60 分注入、収縮１回のみ、オキシトシン $7.5\mu g$/分、10 分投与で 4~5 回の収縮、再び $F_2\alpha$ でトーヌス少しく上昇、３日目 $F_2\alpha$ $5\mu g$/分、２時間注入で 2~3 回のなだらかな収縮、６日目、$F_2\alpha$ $5\mu g$/分で３回の収縮、頸管 10cm 開大、オキシトシン $5\mu g$/分 10 分後、５回の収縮後に娩出がみられた。使用量：$F_2\alpha$ 総量 $3340\mu g$、オキシトシン $690\mu g$/6 日

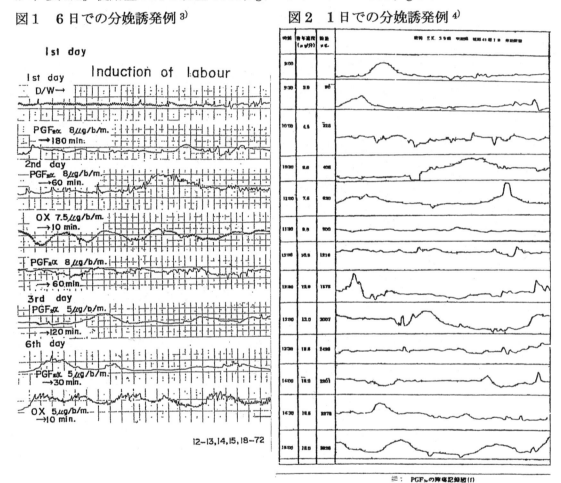

図１　６日での分娩誘発例[3]　　　　図２　１日での分娩誘発例[4]

症例２　誘発１日目で失敗例．（図２）。

初産婦　頸管未開大、予定日１週超過のため誘発。午前９時から $PGF_2\alpha$ $3.0\mu g$/分より開始、後 30 分ごとに $1.5\mu g$/分増量、午後５時終了、$F_2\alpha$ 総量 $6000\mu g$ 注入。頸管 1cm 開大、トコグラム上、トーヌスの上昇のみ、産婦、下腹部痛と頭痛を訴える。午後７時、激しい頭痛、と痙攣、意識混濁、血圧 189/105mmHg に上昇、強度の陣痛発現、脳内出血の診断、帝切、脳外科、転帰、死亡（後述）。

4.分娩第1期の子宮収縮[3]

分娩第1期の陣痛をトコグラムで記録すると、オキシトシンは用量に応じて収縮回数と強さが増強し、直ぐに反応がみられるのに比し、$PGF_2α$では必ずしも用量反応曲線が得られるものでもない。このことが分娩監視装置で、分娩の進行をトコグラムで把握できないことになる。子宮収縮によって分娩が進行するが、子宮の収縮、即ち弛緩と収縮とが相俟って徐々に頸管が開大してゆくのに比し、プロスタグランジンではトーヌスの上昇が持続して明瞭な収縮と弛緩の様相を示さない。具体的な例を図1に示す。同一産婦に、Oxytocinと$PGF_2α$を交互に投与し、子宮収縮の変化をみた。図1では10分間に1回の陣痛がみられる。$PGF_2α$ 8μg/分 50分投与後も収縮回数1回のみ、oxytocin 5μg/分では30分後、4回の陣痛が観察された。糖液では1回に戻り、$F_2α$ 6.0μg/分でも強い陣痛曲線は得られず、再びoxytocin 7.0μg/分投与により5回の強い収縮がみられた。その後、糖液にて誘導したところ10分後、娩出に到った（図1）

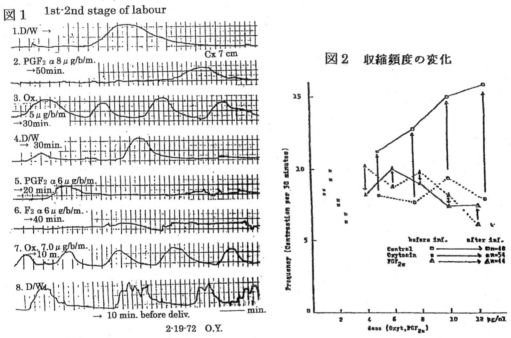

以上、個々の症例を纏めたものが図2に示すもので、Oxytocin, $PGF_2α$の投与量によってトコグラムを記録し、陣痛の回数がどの様に増強するかを46例について調べた。その結果、図2と同じ様に分娩第1期において$PGF_2α$の波形、陣痛の子宮収縮回数は減少し、測れない。従ってベースラインにあるトーヌスをこれに当て、トーヌスの上昇を持って子宮収縮のuterine activityとすべきではないかと考える。これはplanimeterで測定することが出来る。しかし、分娩第2期の陣痛曲線は自然、オキシトシン、$PGF_2α$の波形について、特に特徴的な差異はみられなかった。

5.頸管の開大度と子宮収縮剤[3]

陣痛の発来により内因性の物質により、子宮収縮が増強し、それに伴って子宮頸管の開大が進展すると思われるが、自然収縮に比べ子宮収縮剤を使用した場合、投与量に応じて子宮収縮力も増加してゆくことはオキシトシンの場合、観察されるが、$F_2\alpha$ の場合は incoordinate な子宮収縮のためトコグラム上で把握出来ない。図4は分娩第1期、陣痛促進のため $F_2\alpha$ 7.5μg/分投与中の陣痛は Pl 値 381mmHgmin, 頸管 4cm 開大。 なおも $F_2\alpha$ 15.0μg/分投与中、Pl 値 122mmHgmin と低下している。

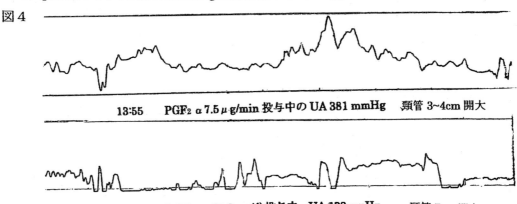

図4

13:55　　PGF$_2\alpha$ 7.5μg/min 投与中の UA 381 mmHg　　頸管 3~4cm 開大

15;25　　PGF$_2$ α15.0μg/分投与中、UA 122mmHg　　頸管 7cm 開大

先年、分娩第1期に於ける79例の自然分娩、$F_2\alpha$、オキシトシン投与各例について、結果を纏めたものが表1である。自然の収縮に比べオキシトシン投与の値は常に増加がみられるのに比べ、$F_2\alpha$ 投与例では増加や減少があり、一定していない。過強陣痛の把握が困難である。また図5では自然分娩で頸管開大に伴って分娩に到るまでの Pl 値と、オキシトシン 5~10μg/分での値を示している。$F_2\alpha$ においては増強よりも減弱の傾向がみられる。しかし、分娩分娩2期には自然陣痛が現れ分娩は進行する。

図5　頸管開大の推移

表1　子宮収縮 Planimeter 値の推移

Cx. dilat.	3—4 cm	5—6 cm	7—8 cm	9—10 cm	deliv.
Spontaneous	1.0→1.116	1.0→1.124	1.0→1.033	1.0→1.034	1.0→1.594
PGF$_{2\alpha}$ 4—12μg/min/body	1.0→1.274	1.0→0.913	1.0→0.874	1.0→1.094	
Oxytocin 4—10μg/min/body	1.0→1.421	1.0→1.966	1.0→2.154	1.0→1.660	

before→after 30min. mean value　　n=79

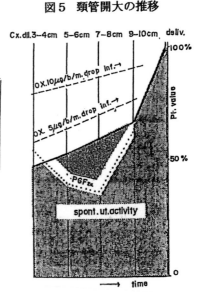

参考文献　　第5章

1. Caldeyro-Barcia,R.,Sica-Blanco,Y.,Poseiro,J.J.Gonzalez-Panizza,V.,Mendrickes, C.H: A quantitative study of the action of synthetic oxytocin on the pregnant human uterus. J.Pharmacol. Exper. Therap. 121,18, 1957.

2. Caldeyro-Barcia, V. Pose. Measurements of uterine response to Oxytocin at different gestational ages in normal and abnormal conditions. Extrait du Deuxieme Congres International de Gynecologie et d'Obstetrique de Montreal,en 1958,Tome 11, page 440.

3. 寺木良巳　ヒト摘出、妊娠子宮に対する Prostaglandin $F_2 \alpha$　ならびに Oxytocin の効力比について，日本産婦人科学会雑誌　25：I 213-1222、1973.

4. 寺木良巳　Prostaglandin による高血圧と脳内出血，その成因と安全対策の盲点，新薬と臨牀，62:2118-2132,2013.

第6章　分娩監視装置

通常、分娩は生理的な過程を経て終了するものであるが、胎児心拍数の異常や分娩時高血圧、胎盤不全などの合併症が往々にみられる。子宮収縮剤の過量投与により、これらが誘発されることがないかどうか、検証する必要がある。このため、本稿では、胎児心拍数、陣痛に及ぼす薬剤の影響を検討した。

第1節　分娩経過[1]

分娩 parturition または出産 birth, labor は，胎児が骨盤内深く適正な位置に達している時点で，子宮収縮をもって始まる．羊水は子宮頸上面の絨毛膜の菲薄な部分にしぼりこまれる．そして，これが頸管に対して開大準備の働きをする．子宮の収縮の強度および頻度が増大するに伴って，この部位の胎膜は胞状に膨大し，胎胞をつくる．この胎膜が破れ，胎児は胎膜外に出る．羊水が母体から流出し始め，産道を潤滑にする（図 1.31）．この出産の経過は通常，数時間に及ぶので，胎盤が子宮に付着したままになっていることが重要である．もし，ここで早期に胎盤が剥離し，胎児と母体のつながりが遮断されると，胎児は長時間にわたる酸素供給の中断によって生存不能となる．

子宮平滑筋の持続的な収縮に，さらに腹部骨格筋の収縮による腹圧が加わって，胎児はゆっくりと拡張する頸管のなかへ，文字通りしぼり出される．その際，頸管の拡張が十分であれば，胎児は子宮外へと娩出することが可能となる．以上が分娩第1期 first phase of labor である．分娩第2期 second phase of labor は，第1期よりはるかに短時間に経過する．すなわち，頸管を通過し

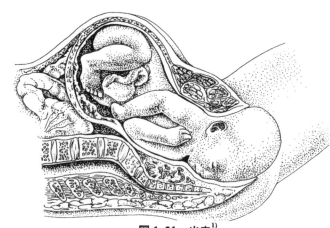

図 1.31　出産[1]

た胎児はただちに腟内を移動して"発露"腟口は急速に広がり，児頭が出口を通過すると体の残りの部分もすばやく娩出される．娩出と児の臍帯の結紮，切断によって母体とのつながりは終わり，新生児ははじめて独立した1個の個体として生存することになる．

胎児娩出の約15〜20分後に，子宮ではさらに一連の収縮が始まる．これによって胎盤および胎児付属物の排出がなされる．これらをまとめて"後産 afterbirth"とよぶ．

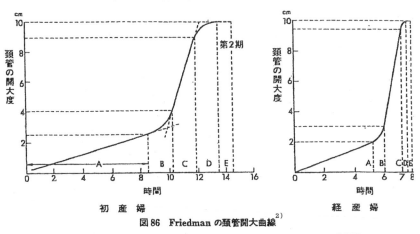

図86　Friedman の頸管開大曲線[2]

A：準備期（緩徐期）　　B：加速期　　C：急進期　　D：減速期
E：分娩第2期（娩出期）　　A〜D：分娩第1期（開口期）

第2節　分娩の管理と陣痛記録

　分娩監視装置は、胎児心拍数および陣痛計よりなり、胎児心拍数陣痛計、胎児監視装置ともよばれ、連続的に胎児管理を行うことにより、fetal distress の早期診断が可能になる。また子宮収縮を連続的に記録することにより、過強陣痛の診断が出来、予後の管理に有用になる。

陣痛記録

　　　　Balloon 法による子宮収縮（内測法）[9] と外測法による陣痛記録 [3]

　子宮収縮の強さは図の如く羊水内圧(aminiotic pressure)を測ることにより、振幅（子宮収縮の高さ）、収縮回数、及びトーヌスが知られる。外側法では内圧曲線はやや低く記録される様であるが、一般的に内測法と外測法は 1 対 1 の関係にあるとみなされている。Oxytocin および $PGF_2\alpha$ の内外側法を比較した図を示す（図1）。

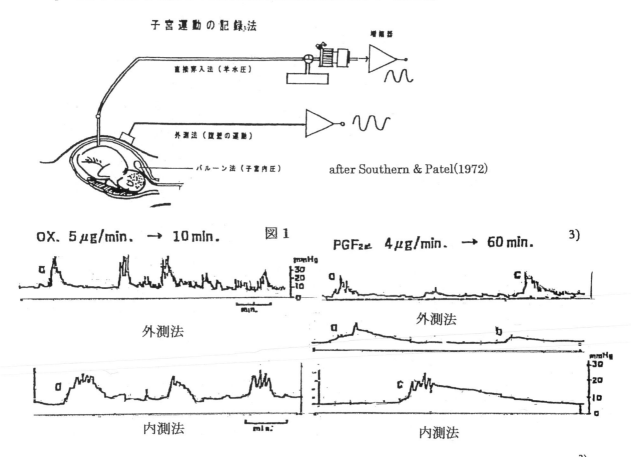

Oxytocin $5\mu g/min$ で内測法では 50mmHg の強さの収縮が 7 分間で 3 回みられたが、外測法では 3 回の収縮と小収縮がみられ、収縮は約 2 分で下降している。一方、$PGF_2\alpha$ $4\mu g/min$ 投与の内測法では、4 分 30 秒も長く続く収縮など 3 回みられ、外測法でも同じく 3 回の収縮がみられた。以上、両者を比較すると収縮回数は内外測法でも変わらないが、$PGF_2\alpha$ ではトーヌスの上昇がみられる。

1.Montevideo法による陣痛計測（内測法）

陣痛の強さは子宮内圧で表現されるが、一般に外測法による陣痛計測が行われている。子宮の収縮回数が10分間に5回以上の場合は過剰収縮回数 tachysystole と定義されている。しかし、hyperactivity, hypertonus があり、また coordinate contraction, Incoordinate contraction があり、一概に収縮回数のみで過強陣痛と診断ができない。Coordinate の場合は収縮回数を計算できるが、incoordinate の場合は収縮回数の把握が困難である。したがって、この場合は子宮収縮全体の面積で子宮の強さを計測する必要があり、内測法では対応できない。Montevideo units の内訳は次の図と表から知ることできる。

内側法により、子宮収縮の強さ intensity と 10 分間における収縮回数 frequency を和した値が Montevideo unit として表されるが、トーヌス tonus は含まれていない。自然収縮、オキシトシンによる計測に適しているが、tonus は計算されない（図2）。

図 2 [4)]

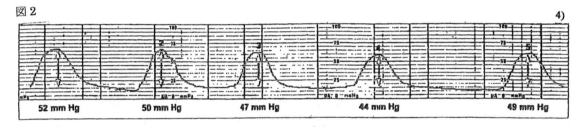

FIGURE 20-3. Montevideo units are calculated by subtracting the baseline uterine pressure from the peak contraction pressure for each contraction in a 10-minute window and adding the pressures generated by each contraction. In the example shown, there were five contractions, producing pressure changes of 52, 50, 47, 44, and 49 mm Hg, respectively. The sum of these five contractions is 242 Montevideo units. [4)]

Oxytocin の注入量による子宮収縮活動の変化 [5)]

Infusion Rate	TONUS mmHg	CONTRACTIONS Intensity	Frequency	UTERINE ACTIVITY Montevideo Units
0mU/min	7	32	2	64
1mU/min	7	41	2.3	94
2mU/min	9	45	2.7	121
4mU/min	9	58	2.9	169
8mU/min	10	68	3.2	218
16mU/min	12	75	3.6	270
32mU/min	14	77	4.2	323

Caldeyro-Barcia et al.,1958 [5)]

2.Planimeterによる陣痛計測（外測法）

オキシトシンの様な coordinate の曲線は Montevideo 値で収縮回数と強さを測定できるが、$PGF_2\alpha$ の様な incoordinate な曲線では収縮回数を得ることは難しい。そこで、筆者は Planimeter 値を用いることにした。即ち、Planimeter 値は、振幅を時間で積分した値、子宮曲線といわゆる子宮トーヌスによって囲まれる面積の値は、分娩第 1 期には 100~140mmHg、第 2 期には 148~191mmHg 分に増加する。William's の分娩第 2 期の Montevideo 値は 242 で、100mmHg 最大面積の 26.4% に当たるが（図3a）、図 3 f は収縮回数 4 で Pl 値は 254mmHgmin で占有面積は 28.4% であり、ほぼ匹敵する。

図3.

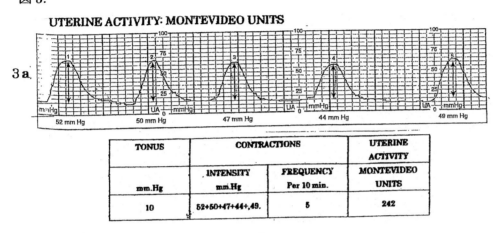

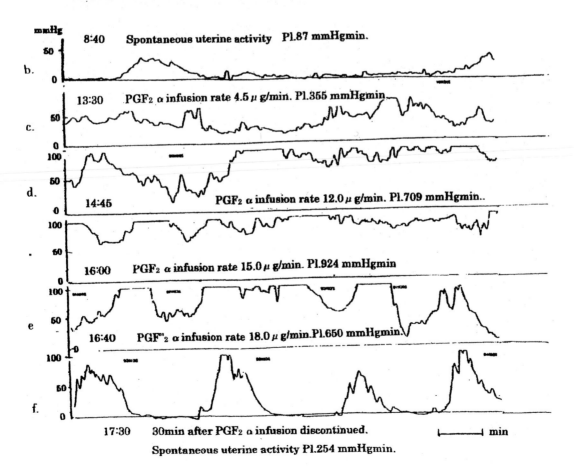

第3節　過強陣痛

1.過強陣痛の定義

　収縮回数と強さだけで子宮活動の大きさを測定できるのは、規則的な協調性のあるオキシトシン収縮の場合に適応出来るがプロスタグランジンの場合は異なる。これについてガイドライン[7]では、陣痛発作持続時間が、オキシトシンより長い特徴をもつ$PGF_2\alpha$使用の場合は、プロスタグランジンのトコグラムでは子宮収縮が非協調性収縮のため、オキシトシンの様に子宮の過強陣痛予防のための安全な子宮収縮回数が異なる可能性があることに留意する必要があると始めて2014年に記載した。

　過強陣痛の疑いは、子宮収縮回数＞5回/10分としている。これは、2008年のNational Institute of Child Health and Human Development[8]のワークショップでは、子宮の収縮は30分以上の区画の平均回数を計算し、10分間の収縮回数で表すとし、正常は5回以下の収縮回数で、5回を超える収縮回数を過剰収縮回数（tachysystole）と定義することを決定した、とある。このことで留意しなければならないのは、欧米では$PGF_2\alpha$は使用されていない。従って、子宮の収縮回数は協調性のあるオキシトシンを対象としたものであり、$PGF_2\alpha$を念頭においたものではない。このオキシトシンとプロスタグランジンの子宮収縮に対する認識の違いが、今日の子宮収縮剤の過剰投与の一因となっている。

　Hypercontractility は tachysystolia,hyperactivity, hypertonus に分けて考えてみる。前の Caldeyro-Barcia で分娩第Ⅱ期における収縮回数5回でMV値242は intensity が44から52mmHgの合計であるが、強さが75mmHg平均では3.6回でMV270になる。

　MV250を超えると第Ⅱ期以上の子宮収縮となり、危険な過強収縮 Dangerous hypercontractility になると考えられる。MV242の100mmHg/minに対する占有面積は Planimeter で測ると全面積の29.0％になる。このことから、此の度、子宮収縮が不規則な非協調性の陣痛曲線に応用し、過強陣痛を数量化しようと試みた。子宮収縮の部分を裾野のトーヌスの部分と山の収縮部分の比率は裾野54.0％に対し、収縮の部分は46.0％でトーヌスの占める割合も大きいことが知られた。

過強陣痛 1. 頻回収縮（10分間に5回以上）

　　　　　2. 過強収縮（50mmHg以上の収縮）

　　　　　3. トーヌスの上昇（15mmHg以上）

　以上の何れかが重なり過収縮が起こると子宮血流は減少し、乏血となり。胎児に低酸素血症を招くことになると思われる。トコグラム上、Montevideo Units 250以上、または P1.値250mmHg・min以上を過強陣痛と見なすべきと考える。

2. 過強陣痛hypercontractilityのトコグラム（Planimeterによる計測）[6]

A. 分娩第2期のトコグラム（William's）

10分間に5回の収縮が見られ、収縮の強さは47～52mmHgでMontevideo 242単位で、生理的収縮内にある。Planimeter での 100mmHg に対する収縮値は 254 であった。Montevideo Units にほぼ匹敵する。

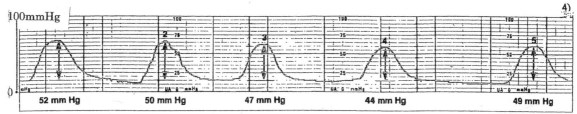

B. 自然陣痛での収縮

上段は子宮口5cm 開大、Pl.432mmHg.min の過収縮
下段は10cm 開大、Pl.459mmHg.min の過収縮

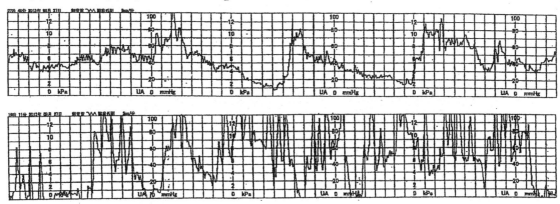

C. メトロでの誘発後の陣痛

上段は子宮口5cm 開大、Pl.436mmHg.min の過収縮
下段は子宮口6cm 開大、Pl.936mmHg.min の過収縮

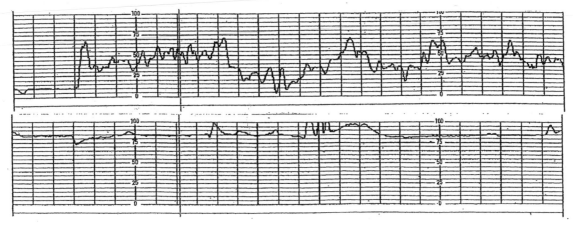

D. PGF₂αによる陣痛促進

上段：子宮口 3cm 開大、PGF₂α 7.5μg/分投与中、Pl. 355mmHg.min Hypertonus

中段：子宮口 6～7cm 開大、PGF₂α 16.5μg/分投与中、Pl. 838mmHg.min.Hypertonus

下段：子宮口 6～7cm 開大、PGF₂α 3000μg(4h)投与中止 30 分後、Pl. 256mmHg.min

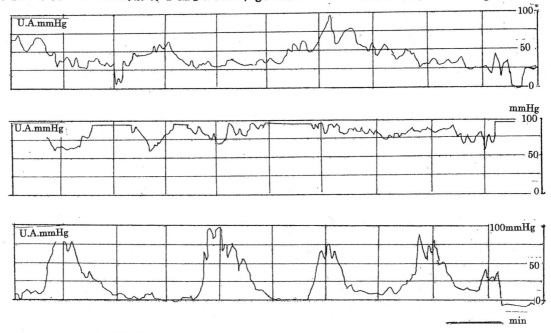

E. PGF₂αによる分娩誘発

上段：子宮口 0cm 未開大、PGF₂α 10.5μg/分投与中、Pl. 390mmHg.min. Hypertonus.

中段：子宮口 1cm、PGF₂α 13.5μg/分投与中、Pl. 500mmHg.min. Hypertonus.

下段：子宮口 4cm、PGF₂α 6000μg 投与 2 時間後、Pl. 608mmHg.min.Hypertonus

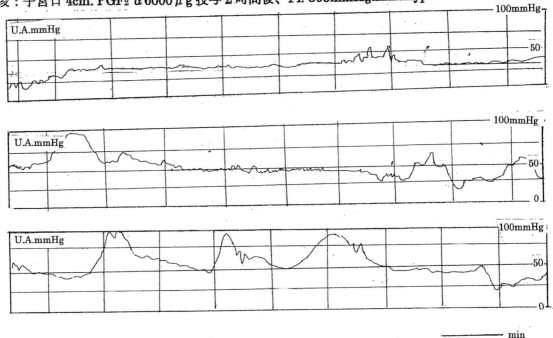

第4節　胎児心拍数と子宮収縮

胎児心拍数と子宮収縮とは密接な関係があり、胎児心拍数の変動と子宮収縮について、産科ガイドライン[7]では、過強陣痛の疑いを、子宮収縮回数 〉5回/10分またはレベル3以上の異常波形がみられた場合としている。しかし、過強陣痛は確かに胎児に影響を与える程の子宮血流の減少を伴う場合、子宮収縮に伴う acceleration の一過性頻脈や徐脈がみられるが、必ずしも連動していない症例もみられる。そこで、今回、心拍数をリアルタイムでトリアージし、数量化して胎児の状態を把握しようと試みた。すなわち、先に planimeter にて、子宮収縮を数量化したと同じ方法にて、胎児心拍数を算定した。すなわち測定は、まず正常脈 110～160 bpm, 頻脈≧160bpm, 徐脈〈110 bpm として、各 80～160 までの単位時間当たりの面積を積分して、10分の間にみられた波形を bpm で換算した。従って、Planimeter での測定は胎児心拍数のみの計測であり、一過性変動、基線細変動などを示すものではない。

胎児心拍数図の波形解析には種々の方法があるが、陣痛発作、間歇と心拍数図の変化がどの様に同期しているかに重きが置かれている（図23,25）。次に症例で示すように、多種多様である。ただ子宮収縮の上限と胎児心拍数の底部が接近あるいはクロスすると、胎児仮死の症例がみられている。

胎児心拍数図
Type I Dip
Type II Dip
陣痛曲線

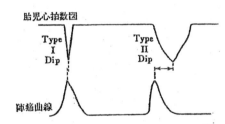

図 23. Caldeyro-Barcia[88] による[9]
胎児心拍数図の判読法

Type I Dip：子宮口 5cm 開大，破水後にみる徐脈
lag time 平均3秒
生理的なもの．児頭圧迫，臍帯圧迫

Type II Dip：子宮収縮による hypoxia, lag time
20～60 秒
fetal hypoxia．振幅 dip 持続時間
大きいほど児の危険強い．子宮収縮臍
帯巻絡，母体酸素不足，低血圧による

Caldeyro-Barcia,R.: Am.J.
Obst & Gynec,87:530,1957

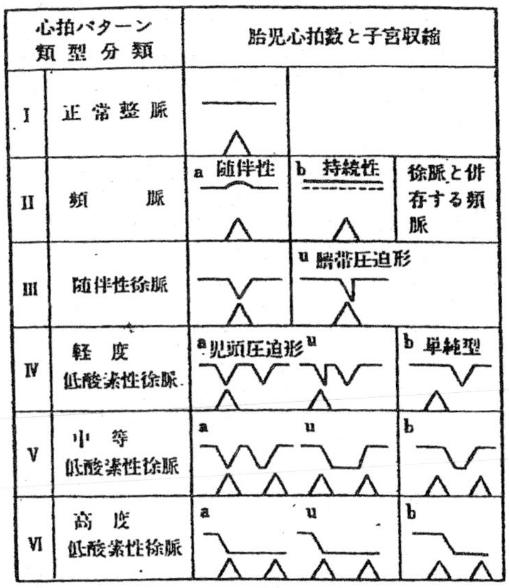

心拍パターン類型分類
胎児心拍数と子宮収縮
I 正常整脈
II 頻脈
a 随伴性
b 持続性
徐脈と併存する頻脈
III 随伴性徐脈
u 臍帯圧迫形
IV 軽度低酸素性徐脈
a 児頭圧迫形
u
b 単純型
V 中等低酸素性徐脈
a
u
b
VI 高度低酸素性徐脈
a
u
b

図 25. 坂元による胎児心拍数図の判定法[10]
坂元正一：産婦世界、20:1015,1968

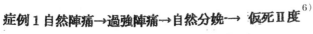

症例1 自然陣痛→過強陣痛→自然分娩→仮死Ⅱ度[6]

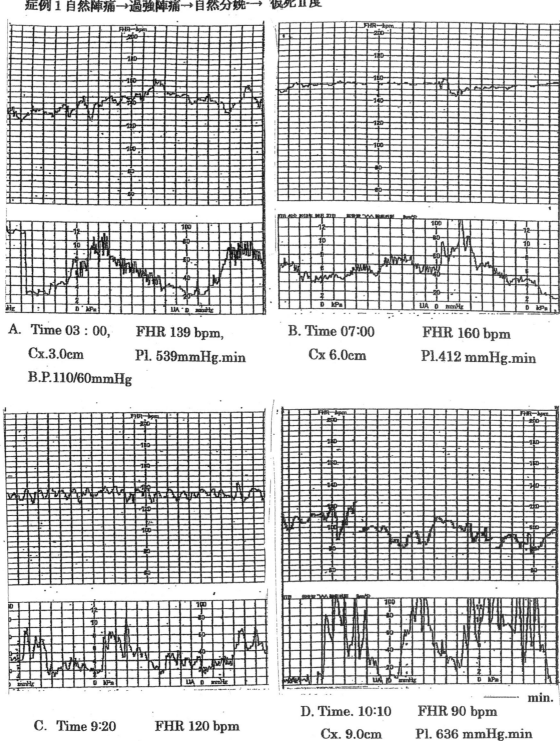

A. Time 03:00,　FHR 139 bpm,
　Cx. 3.0cm　　　Pl. 539mmHg.min
　B.P. 110/60mmHg

B. Time 07:00　　FHR 160 bpm
　Cx 6.0cm　　　Pl. 412 mmHg.min

C. Time 9:20　　FHR 120 bpm
　Cx. 9.0cm　　　Pl. 340 mmHg.min

D. Time. 10:10　　FHR 90 bpm
　Cx. 9.0cm　　　Pl. 636 mmHg.min
　B.P. 129/86 mmHg

本症例は26歳、初産婦、陣痛発来のため入院、A.10分間に4回の陣痛、正常脈でも過収縮がみられ、B.頻脈へ移行、過収縮。C. sinusoidal pattern が出現、過収縮。D.徐脈、過強収縮、転帰：自然分娩、仮死Ⅱ度、脳性麻痺。

病理組織診断：絨毛の虚血性病変

症例2．分娩誘発　→メトロ挿入→過収縮→陣痛消失→オキシトシン注入→子宮破裂[6]

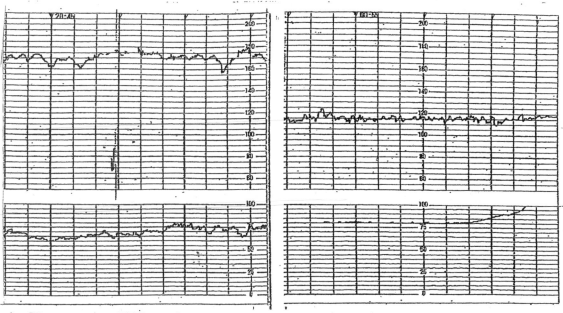

A. Time 20:45　　FHR 165 bpm
　　Cx.5.0 cm　　Pl. 745 mmHg.min
　　B.P. 116/79 mmHg

B. Time 00:55　　FHR 119 bpm
　　Cx. 6.0 cm　　Pl. 910 mmHg.min

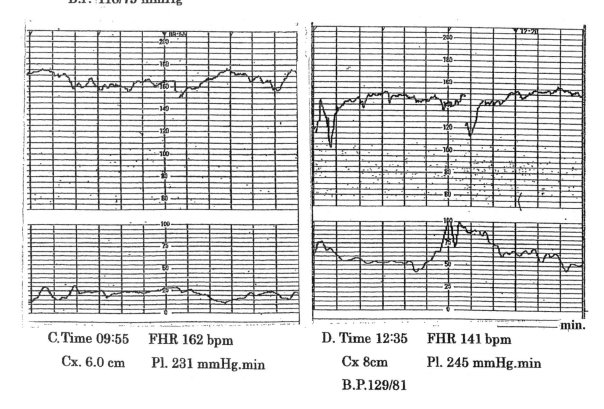

C. Time 09:55　　FHR 162 bpm
　　Cx. 6.0 cm　　Pl. 231 mmHg.min

D. Time 12:35　　FHR 141 bpm
　　Cx 8cm　　Pl. 245 mmHg.min
　　B.P.129/81

本症例は経産婦、前回帝切、分娩誘発、A．メトロ後、頻脈、過強陣痛。B．正常脈過強収縮。．C．頻脈、陣痛中程度。D．正常脈、強度陣痛。転帰：子宮破裂、Ap.s.1 脳性まひ

症例3. 陣痛促進→PGF₂α→Hypertonus→脳内出血・高血圧 [6]

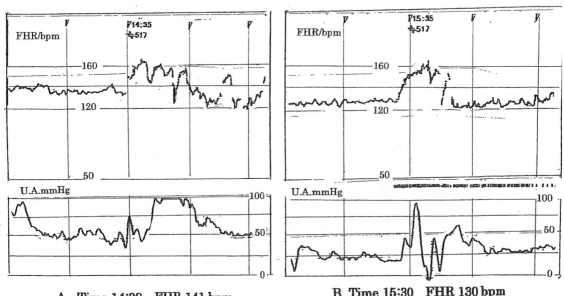

A. Time 14:30　FHR 141 bpm
　　Cx. 5.0 cm　Pl. 425 mmHg.min.
　　B.P.110/70 mmHg
　　PGF₂ α 10.5 μg/min..

B. Time 15:30　FHR 130 bpm
　　Cx　　　Pl. 220 mmHg.min.
　　　　　　PGF₂ α 15.0 μg/min

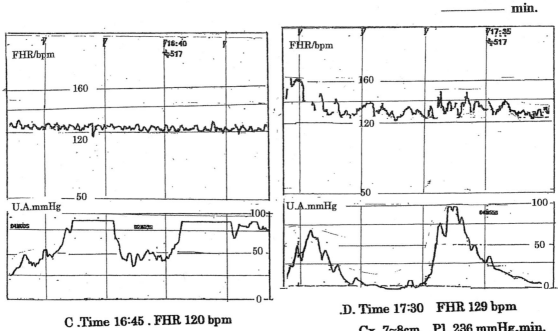

C. Time 16:45．FHR 120 bpm
　　Cx.　　Pl. 610 mmHg.min
　　　　　PGF₂ α 18.0 μg/min

D. Time 17:30　FHR 129 bpm
　　Cx. 7〜8cm　Pl. 236 mmHg.min.
　　B.P. 170/116 mmHg
　　PGF₂ α 2950μg 投与中止後（2.5h）

本症例は初産婦、陣痛促進のためPGF₂α 13：00 より開始、4時間後PGF₂α投与中
脳内出血発作、投与中止、総量2950μg/4時間、高血圧、帝王切開分娩、Ap.s.7.
転帰： 脳外科、術後、植物人間、

症例4　分娩誘発→PGF$_2$α→Hypertonus→脳内出血・高血圧[6)]

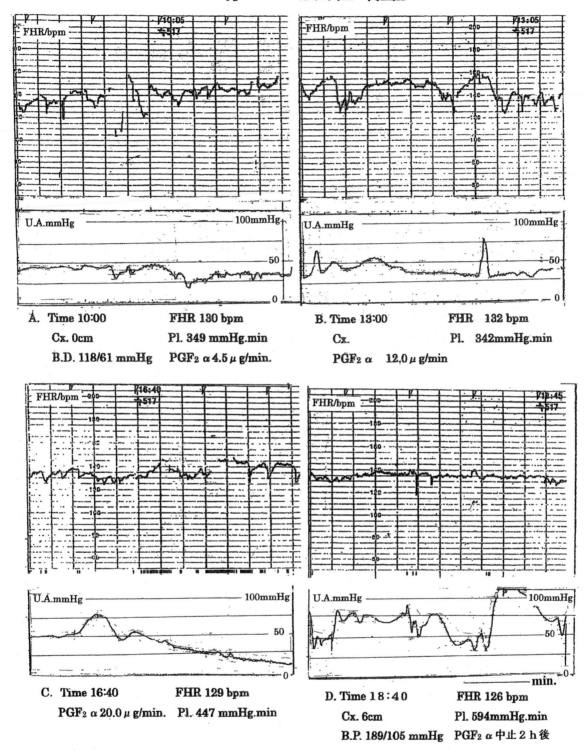

A. Time 10:00　　　　FHR 130 bpm
　　Cx. 0cm　　　　　Pl. 349 mmHg.min
　　B.D. 118/61 mmHg　PGF$_2$α 4.5μg/min.

B. Time 13:00　　　　FHR 132 bpm
　　Cx.　　　　　　　Pl. 342mmHg.min
　　PGF$_2$α　12.0μg/min

C. Time 16:40　　　　FHR 129 bpm
　　PGF$_2$α 20.0μg/min.　Pl. 447 mmHg.min

D. Time 18:40　　　　FHR 126 bpm
　　Cx. 6cm　　　　　Pl. 594mmHg.min
　　B.P. 189/105 mmHg　PGF$_2$α中止2h後

本症例は初産婦、分娩誘発、Cx・0cm、PGF$_2$α6000μg/8h. 有効陣痛なく、hypertonusのみ持続、投与2時間後，脳出血、高血圧、帝王切開、Ap.s.7,
転帰：脳手術、死亡。

参考文献　第6章

1　寺木良巳、相山誉夫共訳：ヒトの発生についての概略，Avery 口腔組織発生学。1991
　　年　医歯薬出版株式会社。東京

2　杉山陽一　分娩の生理　p158　小産科学　1992　金芳堂、東京

3　寺木良巳　ヒト摘出、妊娠子宮への $PGF_2\alpha$、Oxytocin の効力比
　　日本産婦人科学会誌　25: 1213-1222. 1973.

4　Williams OBSTETRICS p499,23rd edition.2010. Mc Graw Hill N.Y.

5　Caldeyro- Barcia, and Posfiro, J.J. Oxytocin and contractility of the pregnant human
　　uterus, Conference on " The Uterus" New Tork Academy of Sciences, Section of
　　Biology, February 12-15, 1958.

6　寺木良巳　私的鑑定意見書　PGF2α投与後脳出血の症例　平成 28 年 3 月

7　産婦人科診療ガイドライン産科編 2014 日本産婦人科学会・医会

8　Macones GA,etal.:The2008 National Institute of Chiled Health and Human
　　Development Workshop Report on Electronic Fetal Monitoring. Obstet Gynecol .
　　2008;112:661-666 PMD 18757666(Guideline)

9　Mendez-Bauer,C.,Arant,I.C., Gulin,L., Escarcena,L.,and Caldeyro-Barcia,R..
　　Relationship between blood pH and heart rate in the human fetus during
　　Labor. Am.J. Obstet. & Gynec.97: 530-545,1967.

10　坂元正一：産婦世界、20：1015, 1958:日産婦誌　21: 900,1969

第7章　胎盤へのアプローチ[1]

第1節　胎盤の構造と機能

　胎盤は胎児に酸素や栄養を供給する役目を持っている。妊娠末期の胎盤は直径 15cm, 厚さ 3 cm、重さ約 500g の円盤上の構造をなしている。胎盤は胎児の組織に由来する胎児面と母体の子宮組織に由来する脱落膜の両面からなる。平滑な胎児面は羊膜でおおわれ一部が臍帯に付着している。羊膜の下に絨毛膜板があり、そこから絨毛膜絨毛が樹状にのびている。臍動静脈から絨毛膜板血管が絨毛膜板上に分布している（写真1）。

　次いで絨毛膜板血管は主幹絨毛に入るが、ほぼ垂直に下降し、多くはらせん状を示している。絨毛幹血管は基底板に近ずくと再び上昇し、いわゆるシャンデリア構造を示している（図1）。ここに多くの絨毛毛細管が存在している。絨毛膜絨毛と脱落膜に囲まれた腔所は絨毛間腔とよばれ、母体の血液が充満している。絨毛は妊娠初期には単純な構造であるが成熟するとその表面を栄養膜で被い基底膜、結合組織があり臍動脈と臍静脈につながる毛細血管がよく発達している。

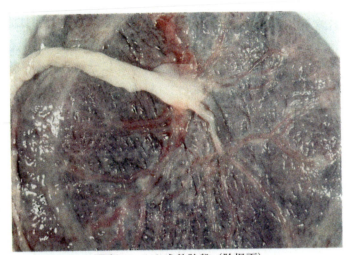

写真1　ヒト成熟胎盤（胎児面）

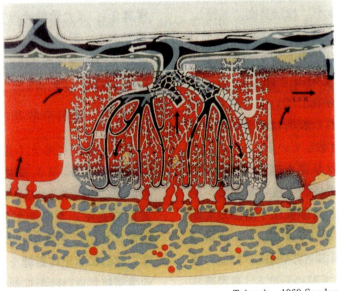

Triangle, 1960 Sandoz

図1　ヒト胎盤模式図

第2節 胎盤関門と物質通過

　胎盤には胎盤血液関門というのがあり、投与された薬物で脂溶性の薬物であれば、ひとたび血中へ取り込めば、体中の何処へでも行けるわけだが、生体には二か所だけ脂溶性という条件の他に通過制限が設けられている場所がある。一般に関門バリアー barrier と呼ばれる。blood-brain b.（BBB）血液脳関門（大部分のイオンや高分子量化合物が血液から脳組織へ移行するのを防御する選択的機構で、連続した内皮細胞層が密着帯によって結合している）。もう一つは placental b. 胎盤関門 =placental membrane とよばれるものがある。つまり中枢神経と胎児とは、厳重に異物から守られているわけである。従って胎児に影響を及ぼす薬物として考慮されるのは脂性[5]であることの他に胎盤を通過し得る物質であるという重要な条件がつく。下図は胎盤移行の模式図を示す。

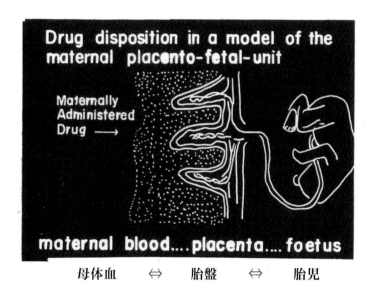

母体血　⇔　胎盤　⇔　胎児

胎盤膜：
母体側の血流と胎児側の血流の間には絨毛上皮、絨毛間質などの層が介在している。この様な層は、物質の通過に対して選択性を持ち、関門として働いている。これを胎盤関門という。妊娠末期には薄い一枚の膜となる。

　子宮収縮剤であるオキシトシン、プロスタグランジンは分子量 1007、356 で容易に胎盤を通過し得る。投与された薬物は母体血より胎盤を経て経由して胎児へ取り込まれる（図）プロスタグランジンはオータコイドの一つであり子宮、胎盤、羊水中にも存在している。一方、オータコイドの一つでもあるセロトニンの分子量は 172.6 で胎盤組織にも存在している。これらは何れも、低濃度で血管平滑筋、子宮平滑筋収縮を引き起す物質である。しかしセロトニンは血液－脳関門を通過し得ないので、同様に血液－胎盤関門も通過し得ないと考えられる。この作用によって胎盤への血液供給が障害され、胎児致死に至ると考えられる。プロスタグランジンが胎盤を通過し得るとしても、作用濃度によっては胎盤血管、絨毛平滑筋の収縮により、胎児への血液供給に障害が起ることが懸念される。

第3節　胎盤におけるセロトニンの拮抗作用[2]

セロトニンは胎盤関門を通過し得ないが、セロトニンを妊娠動物に投与した場合、子宮内の胎児はどのような影響を受けるか。物質の通過は胎盤にてブロックされる。同時に、胎盤血管も収縮し、胎盤血流量も減少、胎盤の機能は失われる。結果として胎児は死亡する。その後、流産となり排出される。胎児の致死作用に胎盤の関与が考えられることから、妊娠マウスにセロトニンを注射し、胎児の死亡することを実験によって確かめた。そしてこの胎児致死作用は、どのようにすれば防ぐことが出来るか。セロトニンの拮抗剤によって、防御出来るかどうかを検討した。

胎盤におけるセロトニン拮抗作用[2]

セロトニンを妊娠末期の動物に投与すると子宮内胎児死亡がみられる。すなわち、妊娠17～19日目のマウスに15～30mg/kg 皮下注射で胎児死亡率は86%, 100%であった（表1）。このセロトニンの作用を減弱するために拮抗剤 LSD-25 を 30, 90 μg/kg を前処理して置くと胎児の死亡率は67%と20%までに減少した。別の拮抗剤 Methysergide 3.7, 11.1 μg/kg の前処置により胎児死亡率は68.5, 12.0%と各々減少、拮抗するのが観察された。すなわち胎盤におけるセロトニン拮抗がみられた（表1，2）。

表1　Protective effects of LSD against the deleterious action of 5-HT in preg. on the 17-19th day.

Group	Treatment	No. of preg. mice	No. of foetus (live/total)
A	5-HT 15mg/kg	13	14/101
	5-HT 30mg/kg	9	0/89
B	LSD 30μg/kg +5-HT	20	48/144
	LSD 90μg/kg +5-HT	17	107/134
C	LSD 30μg/kg	4	35/35

表2　Protective effects of Methysergid against the deleterious action of 5-HT in pregnancy on the 17-19th day

Group	Treatment	No. of preg. mice	No. of foetus (live/total)
A	5-HT 15mg/kg	13	14/101
	5-HT 30mg/kg	9	0/89
B	Methy. 3.7 μg/kg +5-HT	26	57/181
	Methy. 11.1 μg/kg +5-HT	8	52/59
C	Methy. 3.7 μg/kg	3	27/27

右の写真は妊娠19日目のラット胎仔と胎盤である。左は対照の生仔で胎盤に異常はない。左はセロトニン 50mg/kg s.c.投与による死亡胎仔で、胎盤に著明な出血と凝血塊がみられる。

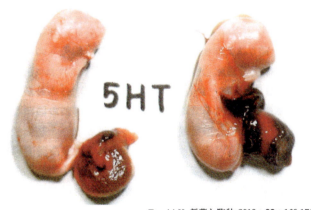

Teraki Y. 新薬と臨牀 2013；62：169-176.
写真2　ラット胎児, 胎盤（出血）

第4節 過収縮と胎盤乏血

　分娩時、子宮収縮による子宮胎盤血流量の減少は子宮収縮の強さに相関し、およそ 20〜30％減少するが、間欠時に血流回復と絨毛間腔血液ガスの改善がみられ、通常、分娩は自然に進行する。しかし、過収縮の場合、子宮血流、胎盤血流の減少が持続的に長く続くと血流の減少による子宮、胎盤の機能障害をもたらす。子宮収縮剤により**過度収縮**が起これば、子宮筋の強縮となり、子宮血流の減少と、子宮乏血が起こる。同時に胎盤血流も減少し、胎盤の変性、胎盤乏血となり胎盤機能が障害される。分娩中、子宮収縮剤の使用がなくとも、過収縮が続くと同様の胎盤変性がおこる。

下の写真は自然陣痛発来後、過強陣痛に長時間おかれ、仮死Ⅱ度で娩出したものの胎盤である。胎盤の胎児面、母体面に著変は見られない。割面でも血腫や梗塞は確認されない。しかし組織学的には、絨毛間にはフィブリンの析出や syncytial knot がやや目立つ領域や chorangiosis, Angioectasis などもみとめられ虚血性病変の存在が示唆される。

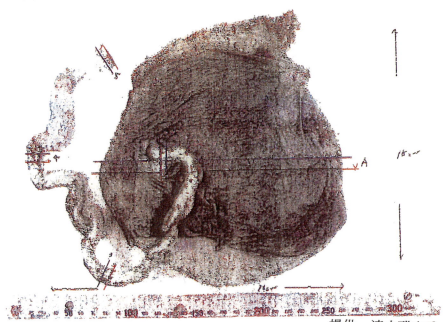

提供　滝本雅文氏

胎盤乏血はabruptioの原因となるか

　もともと胎盤は胎児の組織に由来する胎児面と母体の子宮組織に由来する脱落膜の両面からなる。Ischemic villi は分娩中、子宮の過収縮により、母体からの酸素供給が減少し、低酸素状態になり、次いで胎盤機能不全となり、胎盤絨毛も乏血となり、胎盤変性、出血壊死など胎児仮死、死亡、胎盤剥離などが引き起こされるものと思われる。

第5節 プロスタグランジン$F_2\alpha$の胎児致死作用

　子宮収縮剤の oxytocin と $PGF_2\alpha$ は共に子宮平滑筋に作用し、子宮収縮を引き起こすが、$PGF_2\alpha$ にはオキシトシンにみられない循環作用がある。すなわち、血管平滑筋収縮作用がある。このため、血圧の上昇と子宮胎盤血流の減少がみられる。しかし、PGs には血管平滑筋を収縮するプロスタグランジン G_2, H_2 があり、血管平滑筋弛緩因子にはプロスタグランジン E_1, E_2 がある。分娩時、これらの両因子は相互に調整し合い重要な生理的役割をもっていると考えられる。しかし、陣痛促進のために、過量のオキシトシン、プロスタグランジン $F_2\alpha$ などが投与されると、生理的調節が失われ、中毒の副作用が現れるものと思われる。本来、これらの物質は内因性の物質であり、微量で強い作用がある。用量によっては abortifacient となり得るが、毒物でもない重要な生理的物質である。ここに、用量の問題点がある。子宮収縮剤そのものは何れも純粋な化学物質である。オキシトシンとプロスタグランジンの相違を明らかにするため次の実験を行った。薬理学的にプロスタグランジンは前項のセロトニンと同じオータコイド、局所ホルモンで、薬理作用もかなり類似している。妊娠後半期のラットに $PGF_2\alpha$ 5～6mg/kg s.c. 投与すると、子宮内胎児の 20～80％に子宮内胎児死亡がみられる。死亡率は妊娠の日数や投与法、投与量、剖検時間などによってに左右されるが、何れも母体への著明な影響なしに胎児の子宮内死亡がみられ、死亡胎児の胎盤に出血がみられる。

プロスタグランジン$F_2\alpha$による胎盤乏血[1]

　次に一例を示すと、妊娠 21 日目のラットに $PGF_2\alpha$ 6.5mg/kg s.c. 投与 6 時間後に剖検したもので、一腹中 13 胎仔がみられ、左の 3 胎仔に生存、右の 10 胎仔は死亡が見られた。死亡胎児の胎盤に出血がみられた。（写真）

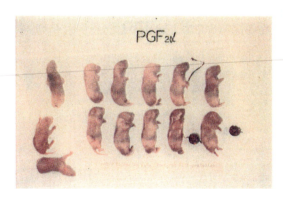 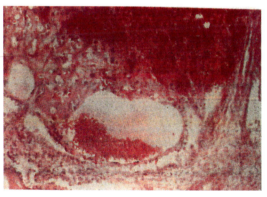

写真は $PGF_2\alpha$ 6.5mg/kg s.c. 投与、妊娠 21 日目のラット一腹中の胎児で 4 時間後、剖検した結果、左の 3 匹は生存、動きが見られる。右の 10 匹は、すでに死亡していた。

写真は 5-HT で死亡胎児の胎盤で出血と毛細血管の拡張が著明である。

第6節 プロスタグランジン$F_2\alpha$の流産作用[3]

　添付文書に abortifacient としての治療的流産を認めている。$PGF_2\alpha$の用量と投与法によっては流産薬となることになる。流産とは子宮内の胎児が死亡し、排出される過程である。同一の薬品で分娩促進と中絶とを兼ねることになる。妊娠第11週で、社会的適応の中絶希望患者にOxytocin 1単位卵膜外注入で効果なく、$PGF_2\alpha$ 1.0mgを5mlの生理的食塩水に希釈して、卵膜外に注入した。注入直後より子宮の強収縮、トーヌスの上昇がみられ、30分後リズミカルな子宮収縮の波形となり、2時間後もトーヌスの上昇が持続、4時間後、8時間後においても強い持続的な収縮がみられた。約12時間後、子宮内のバルーンは自然に脱出し、同時に妊卵物の一部が排出された。少量の残存物は胎盤鉗子により除去した（例22）。妊娠週数に対する$PGF_2\alpha$の作用は妊娠初期（6～13週の患者19例中、注入後6時間までの観察で完全に排出したもの2例、他は出血、遺残物など鉗子にて除去した。また妊娠16～20週までの中期の症例では4例とも12時間以内に完全排出をみた。

妊卵付属物の病理組織学的初見[3]

卵膜外に$PGF_2\alpha$ 1000～2,000μg 注入し妊卵付属物の変化を15分、2時間、6時間、18時間後、子宮内容除去し、病理組織学的に検討した。試料は各時間ごとに3例ずつ用いた。注入15分後の試料では chorionic stroma に anoxia change や degeneration を認めない。また、trophoblast にも変化はない。しかし2時間後の所見では各例とも chorionic stroma の一部に hydropic degeneration, necrobiosis がみられる。また endometrial stroma の充血が著明である。6時間以後の症例においても同じく chorionic stroma の hydropic degeneration がみられる。

ラット胎盤における病理組織所見

上記のヒト妊卵付属物の$F_2\alpha$による変化をラット胎盤においても観察することができる。

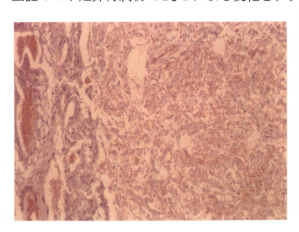 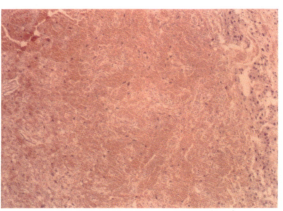

　左図は妊娠19日目のラットに$PGF_2\alpha$ 6.5mg/kg s.c.投与130分後、生存胎児の胎盤組織像で、うっ血がみられる。右図は妊娠20日目のラットに$F_2\alpha$同量投与4時間後、死亡胎児胎盤の所見で著明な出血がみられる（HE染色x40）。

第7節 ヒト胎盤灌流実験[4)]

1.セロトニンの胎盤灌流への影響

自律神経を持たないとされる胎盤血管の血流調節はいかにして行われるか興味がもたれる。臍血管以下の小血管の収縮あるいは拡張の動態を胎盤灌流により調べた。成熟胎盤で絨毛膜板血管、末梢血管(絨毛毛細管)の循環動態を胎盤灌流することにより、知ることができる。胎盤灌流の実験は娩出直後の新鮮なヒト胎盤を用いて行った。薬物を臍帯動脈より注入し絨毛を経て臍帯静脈より流出する液量の変化をもって胎盤血管への影響を調べた(図1)。

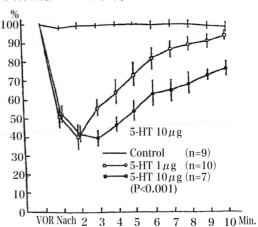

図1 胎盤灌流装置

セロトニンのヒト胎盤灌流に及ぼす影響

i) Serotonin $1\mu g$ および $10\mu g$ により灌流量は著明に減少したが対照群では殆ど変化を認めなかった。($P<0.001$)。表1 および図2 に灌流量の経時的変化を示す。

図2 Serotonin $10\mu g$, $1\mu g$ による分時灌流量の変化率各初期値=100とする。

先ず人胎盤における胎児側の血行調節について考えてみると臍帯動脈から入る血液は絨毛膜板、絨毛幹、絨毛茎を経て絨毛に至り、母体血液との物質交換を終えて臍帯静脈から胎児へ移行する。これら絨毛幹、茎および絨毛内の毛細管前小動脈にも平滑筋が存在することから、これらが胎児の血行調節にあずかり絨毛を拡張または収縮して、絨毛間腔内母体血流を調節していると考えられている。

胎盤灌流はその目的によって種々の方法が考案されている。胎盤血管の研究では摘出胎盤の胎児側灌流のみでその目的を達し得ると思われるので、今回は主として Schmitt(1922), Kosakae(1927) の方法を用いて実験を行った。灌流液については特に液性 pH が問題となる。即ち、Ueda(1932) は pH7.3 以上になれば血管の収縮がみられ、pH6.4 において血管の拡張が最大となると述べている。これらの点を考慮し今回比較的液性の安定な Locke 氏液(pH7.1)を使用した結果、割合一定した灌流を行うことができた。

表1 人胎盤灌流量の経時変化率

処置＼分	VOR 1	1	2	3	4	5	6	7	8	9	10
対象 (n=9)	100.00	98.35 ±1.06	98.52 ±0.54	98.74 ±0.56	99.87 ±0.94	99.20 ±1.44	99.73 ±1.35	99.62 ±2.09	98.61 ±2.20	98.85 ±2.24	97.28 ±2.31
Serotonin $10\mu g$ (n=7)	100.00	51.70 ±5.23	41.19 ±5.24	39.75 ±4.54	46.02 ±4.39	63.86 ±5.54	63.21 ±6.99	64.71 ±6.39	68.11 ±5.26	73.21 ±3.86	76.79 ±3.50
Serotonin $1\mu g$ (n=10)	100.00	50.57 ±6.11	46.80 ±6.93	55.18 ±5.20	63.37 ±7.17	72.19 ±6.84	81.02 ±5.36	86.89 ±4.20	89.13 ±3.84	90.96 ±3.26	93.48 ±2.62

2.胎盤血管におけるセロトニン拮抗[4]

1) LSD-25

Serotonin 1μgの作用はLSD-25 1μgの処置によりほぼ完全に拮抗された(P＜0.001)(図4)。

2) Methysergide

Serotonin 10μgによる灌流量の減少は、methys-ergide 5μgで同一標本を処置した後には、Serot-oninを再び10μg投与しても認められず完全に拮抗された(P＜0.001)。

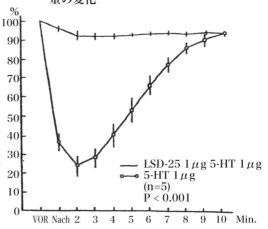

図4. LSD-25処置前後のSerotoninによる灌流量の変化

3.プロスタグランジンF₂αと胎盤灌流[6]

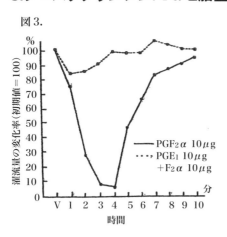

PGF₂αとPGE₁の拮抗

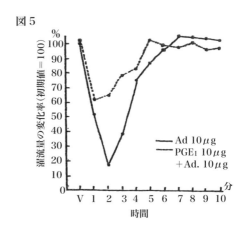

Adrenaline と PG

PGF₂αによる血管収縮とPGE₁の拮抗[6]

PGF₂α 1,10,50,100μg-0.1ml管注による灌流出量の最大減少率は平均初値(100)の79.3%、67.0%、28.8%、15.7%となった。1例を図3に示す。すなわちPGF₂α 10μg管注することにより4分後には著明な灌流量の減少がみられる。この標本においてあらかじめPGE₁を投与し3分後PGF₂α 10μgを投与しても減少は軽度でかなりPGE₁により拮抗されたものと思われる。

AdrenalineによるとPGE₁の拮抗

胎盤血管に対するAdrenalineの感受性は必ずしも高くなく反応しない胎盤もしばしばみられる。Adrenaline 1μg以下の管注では胎盤灌流液量に変化がないことが多く、10μg/0.1ml管注により概ね反応がみられる。図5ではadrenaline 10μg管注により投与直後より著明な灌流液量の減少がみられる。これに対しPGE₁ 10μg前処置し3分後同じくAdrenaline 10μgを管注するとかなり灌流液量の減少が抑制された(図5)。

第8節　全身オートラジオグラフィー（妊娠ラット）[7]

大部分の薬物は容易に胎盤を通過するが、胎盤には血液－胎盤関門があり、脂溶性の低いセロトニンの胎盤通過性は特に困難とされている。同じオータコイドであるヒスタミンは血管平滑筋拡張作用があり、胎盤通過は容易であると考えられる。そこで、薬物の胎盤通過の検討に ^{14}C-セロトニンと ^{14}C ヒスタミンを標識として妊娠ラットの臓器分布と胎盤通過性について全身オートラジオグラフィーを作成した。ヒスタミンは静注5分後、容易に胎盤に取り込まれる（写真1）。先に妊娠マウスに対しセロトニン 15mg/kg s.c. 投与で胎仔86％の死亡がみられたが、拮抗剤 LSD により防禦出来ることを報告した[2]。このことよりセロトニンの中毒作用は胎盤にあることが推測された。これらを確かめるため全身オートラジオグラフィーを作成し、^{14}C-ヒスタミンを対照として検討した。その結果、写真2はごく低濃度の 5-HT 0.72mg/kg/^{14}C-serotonin 50 μCi 投与5分後のオートラジオグラフで心臓、肝臓、腎臓などには高濃度に取り込みがみられるが、胎盤、胎仔への取り込みはみられない。

写真3は同じ用量でも投与15分後に、始めて胎盤への取り込みがみられる。

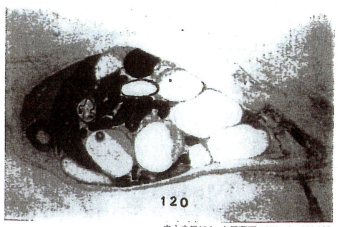

寺木良巳ほか. 応用薬理 1974；8：191-198.

写真1　^{14}C-ヒスタミン静注5分後の全身オートラジオグラフィー（ラット）

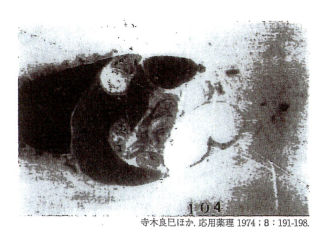

寺木良巳ほか. 応用薬理 1974；8：191-198.

写真2　セロトニン投与5分後の臓器分布（胎盤への移行）

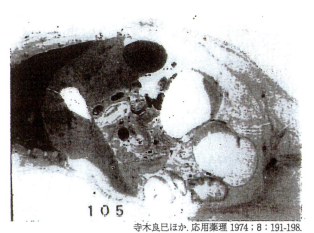

寺木良巳ほか. 応用薬理 1974；8：191-198.

写真3　セロトニン投与15分後の臓器分布（胎盤への移行）

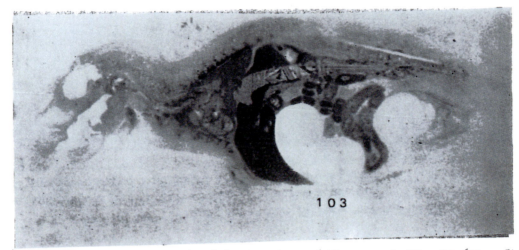

写真103 胎児致死作用を持つ高濃度のセロトニン(^{14}C-serotonin 50μCi／30mg/kg)を妊娠後半期.のラットにi.v.投与した。投与30分後の各臓器への分布は、心臓、肝臓、腎臓、腸などへの取り込みがみられるが胎盤、胎児などへの取り込みは明らかでない。

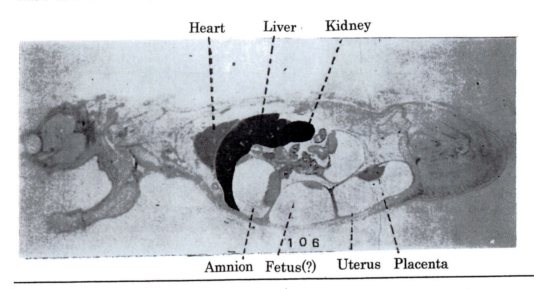

写真 106 妊娠ラットに、予めセロトニンの拮抗剤 methysergide 30μg/kg i.v.投与後高濃度のセロトニン(^{14}C-serotonin 50μCi/30mg/kg) i.v. 投与15分後の所見で、子宮、胎盤への取り込みがみられた。しかし、胎児、羊水への取り込みは明らかでない。

以上の事から妊娠ラットのセロトニンによる子宮内胎児死亡は胎盤において行われたと考えられる。既に述べた如く[2)]、5-HT 30mg/kg/i.v.により、9腹中.0/89の生存なし、methysergide 11.1μg/kg の前処理により8腹中52/59の生存がみられた。このことはセロトニンが胎盤において拮抗されることが明らかになった。

第9節　液体シンチレーションカウンター（PGF$_2$α）[8]
1.PGF$_2$α組織内分布

　妊娠後半期のラットを用いPGF$_2$α投与による母体、胎児組織への分布、及び濃度をみるためトリチウムの放射性物質を用いて、検討した。ラットを麻酔後、頚静脈より^{3}H-PGF$_2$α x μg/50μCiを注入し、3，5，15，40、120分後、試料採取し、液体シンチレーション（counter）カウンターにて測定した。注入後、速やかに各臓器に移行がみられるが、血中に入ったトリチウムは15分後に約半分に減少がみられた。著者[8]の計測ではオキシトシンに比して長く半減期17～19分と近く妥当なものと思われる（図2）。取り込みの多い臓器は肝臓、腎臓、次いで心、肺であり、2時間後も組織内にかなりの濃度で残留しているのが確認された（図1）。

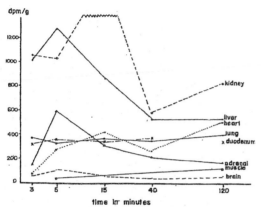

FIG 1　Uptake and disappearance of radioactivity in pregnant rat tissues following a single i.v. dose of ^{3}H-PGF$_{2α}$, 300 μg/50 μCi/kg

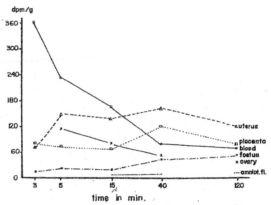

FIG 2　Uptake and disappearance of radioactivity in the uterus, ovary, placenta, foetus and blood of pregnant rats after a single dose of ^{3}H-PGF$_{2α}$, 300 μg/50 μCi/kg

　さて、子宮収縮剤であるオキシトシンは標的が子宮にあるのに対し、PGF$_2$αは何処の臓器からも産生され、血管平滑筋、子宮平滑筋、胎盤絨毛平滑筋などにも作用し、血管収縮をもたらすと考えられる。外的に投与しても容易に各組織に入る。図2の様に血液に入ったPGF$_2$αは15分後に約半分に減少しており、PGF$_2$αの推定半減期に近い状態にあるとおもわれる。しかし血液から組織へ移行した標識物質は、かなりの時間、組織に留まる。図2は子宮に3～5分で、ほぼ最大量の取り込みとなり、2時間後も一定の値を保っていた。胎盤へは子宮の半量ほど取り込まれているが40分後に増加し、2時間後も蓄積している。
胎仔への移行は3分後よりみられ40分後には増加がみられる。卵巣、羊水にもトリチウムの取り込みがみられる。

2. PGF₂αの投与用量による組織内分布の差異（液シン測定）[8]

PGF₂αは静注後速やかに組織内に取り込まれるが、組織により違いがみられる。また投与薬物の濃度によっても取り込み量に差異がみられる。PGF₂αの場合、低濃度では速やかに組織に入るが、高濃度では血流の減少があり、取り込まれる量も減少する。下記の表1はPGF₂α 5~300μg/kg を 1μCi の ³H-PGF₂αに溶解し、妊娠、非妊娠ラットに投与し、子宮、卵巣、胎盤、胎仔への取り込みをみたものである。

非妊子宮は妊娠子宮に対して血流は少ないが、低濃度の 5μg/kg 投与で 17,484dpm/g みられたが、4倍量の 20μg/kg により、4300dpm/g と 24.6%に減少、さらに 60倍量の 300μg/kg の投与により、子宮への取り込みは 3289dpm/g の 18.8%にまで減少した。胎盤への取り込みは 20μg/kg の 36787dpm/g に対し、300μg/kg の用量では 2638dpm/g で、僅か 7.2%しか取り込まれなかった。同じく、胎仔への取り込みも 20μg/kg の 5423dpm/g に対し 810dpm/g と高用量では、僅か 7.2%にまで減少した。高用量で何故この様に取り込みが減少するのか、PGF₂αによる子宮胎盤血流の減少と胎盤乏血などによる血管収縮が考えられる。これを図で示すと 図3 の如くになる。

TABLE 1 Percentage radioactivity detected in various organs after an i.v. injection of 1μCi ³H-PGF₂α with 5-300 μg PGF₂α per gm b.w.

Dose Rat B.W. Organ	300 μg/kg 17 th preg. 430 g Wt. mg	Activity in samp. dpm/g	% of dose in organ	20 μg/kg 17 th preg. 370 g Wt. mg	Acitivity in samp. dpm/g	% of dose in organ	5 μg/kg non preg. 220 g Wt. mg	Activity in samp. dpm/g	% of dose in organ
Uterus	4,300	3,289	0.64	4,200	4,300	0.87	3,580	17,484	0.79
Ovaries		—		36	8,321	0.01	34	26,356	0.04
Placenta	300	2,638	0.03	300	36,787	0.50		—	
Foetus	800	810	0.03	800	5,423	0.19		—	

* Per 1g tissue　killed 5 min. later　1 μCi=2,200,000 dpm

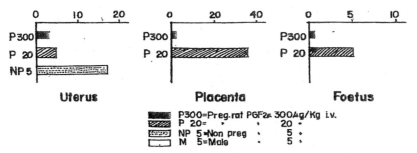

FIG 3　Difference of radioactivity detected in various organs of rats 5 minutes after single i.v. doses of 1 μCi ³H-PGF₂α with 5-300 μg/kg of PGF₂α per gm b.w.

第10節 ミクロオートラジオグラム（PGF₂α）

ミクロオートラジオグラム[8]
子宮収縮剤 PGF₂α の体内分布、及び子宮胎盤血流に及ぼす影響、羊水、胎仔への取り込み状況をみるため、液体シンチレーションにて体内分布を、さらに放射性活性物質の PGF₂α の低濃度 F₂α (50μCi/kg)を用いて微小オートラジオグラムを作成した。すなわち、各臓器試料を採取後アセトンドライアイスにて凍結乾燥後、50日間フィルムにコンタクトして、子宮、胎盤、胎仔のミクロオートラジオグラムを得た。
結果：ラット子宮筋 (A)に PGF₂α i.v.投与5分後僅かに子宮筋層内にトリチウムの取り込みがみられる。
（矢印→）。胎盤(B)への取り込みは、投与5分後、矢印の如く微小な黒点として組織内に散在しているのがみられる。胎仔心筋(C)へはトリチウム投与40分後、心筋に高度に取り込まれていることが無数に微小な黒点として認められる。
その他、胎仔への時間経過による胎仔への取り込み状態を下表に示す。

TABLE 2　Distribution of radioactivity in rat fetal organs following an i.v. injection of ³H-PGF₂ₐ

organ＼time	3 min	5 min	15 min	40 min
F. brain	−	−	−	−
F. heart	±	＋	＋	＋
F. lung	＋	＋	＋	＋＋
F. liver	−	−	＋	＋＋＋
F. kidney	＋	＋	＋	±
F. ileum	−	±	＋	＋
F. bone	−	±	＋	＋

−＝none　＋＋＝moderate　±＝slight
＋＋＋＝high　＋＝low

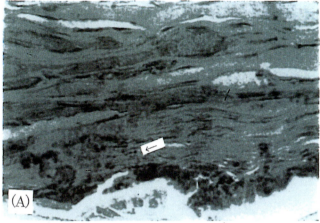

PHOTO 1　Microautoradiogram showing the distribution of radioactivity in a pregnant rat 5 min. after intravenous injection of ³H-labeled prostaglandin F₂ₐ (50μCi/kg). A slight concentration of radioactivity is seen in the myometrium.

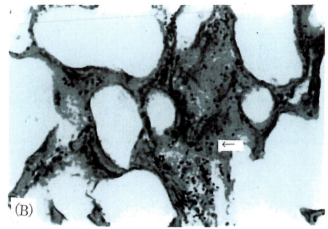

PHOTO 2　Microautoradiogram showing the distribution of radioactivity in a pregnant rat 5 min. after the intravenous injection of ³H-labeled prostaglandin F₂ₐ (50μCi/kg). Note the high concentration in the placental tissue.

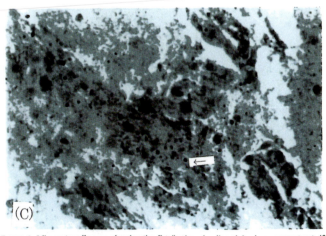

PHOTO 6　Microautoradiogram showing the distribution of radioactivity in a pregnant rat 40 min. after the intravenous injection of ³H-labeled prostaglandin F₂ₐ. Note the high concentration in the myocardium of a fetus

参考文献　　　第7章

1　寺木良巳　胎盤へのアプローチ　新薬と臨牀　2014、63：1023－1042

2　寺木良巳、5-HTによる胎児致死作用の機序とその拮抗剤の影響について（動物実験）日本産婦人科学会雑誌　1968．20：1639－1645

3　寺木良巳、前村実満、川原　卓、南雲秀晃．：Prostaglandin F$_2$α　卵膜外注入による初期・中期妊娠中絶の実際とPGsの中絶法に対する考察　産婦人科の世界　1974．26：677-684

4　寺木良巳　摘出人胎盤血管に及ぼすSerotoninおよび関連物質の影響　日本産婦人科学会雑誌　1972．24：207-214

5　小林　隆　胎盤へのアプローチ　医学の歩み　1966；59：225

6　寺木良巳、坂木　洋；Prostaglandin 胎盤潅流に　及ぼす影響　医学と生物学　1975．90：185－188

7　寺木良巳、北川行雄　ラットにおける^{14}C-Serotoninおよび^{14}C-Histamineの臓器分布と胎盤通過性について（全身オートラジオグラフィーによる検討。）応用薬理　1974．8：191－198

8　Teraki Y. Tissue Distribution and Fetal Uptake of ^{3}H-Prostaglandin F$_2$α in Rats. Pharmacometrics 1979, 18:125 -136

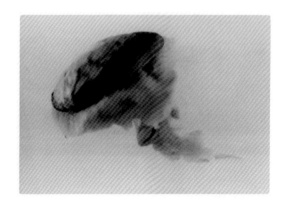

左の写真は妊娠20日のラット胎盤で、出血などの所見は見られない。胎児は胎盤の下面に付着している羊膜に包まれている。

第8章　微小循環動態[2]

　微小循環 microcirculatin は微小血管すなわち　細動脈、毛細血管、細静脈の血液の流れのことをいう。その血液の流れを調節しているのは血管平滑筋であり、細動脈の血管壁には平滑筋が豊富に存在している。細動脈につながっている毛細血管網への血流も調節され、静脈にも平滑筋が存在している。血管平滑筋の調節機能は化学物質などによっても、起こり血管収縮・昇圧物質にはプロスタグランジン G_2, H_2、アンギオテンシンIIなど、弛緩物質にはプロスタグランジン E_1, E_2, I_2、ブラジキニン、ヒスタミンなどがある。末梢循環の動態は妊娠中毒症において重要な意義を持っていることから、腎血流、脳循環などについてはかなり知られている。血管収縮は昇圧となり、特に子宮収縮剤として用いられているプロスタグランジン $F_2\alpha$ の動態は注目される。子宮平滑筋の収縮はもとより子宮胎盤血流への影響も考慮されなければならない。この章では子宮に流入する腸間膜血管、子宮間膜血管に対する各種薬物について、微小循環の動態を明らかにしようと試みた。また内臓血管や臍血管も微量のセロトニンによって収縮がみられるので、合わせて検討した。

血管平滑筋は細動脈で最も多い。図で見られる様に多くの平滑筋が血管の周囲に輪状に配列している。細動脈の収縮が血行動態に大きく影響することが考えられる。交感神経を刺激することはこれらの平滑筋や括約筋が収縮し、毛細血管の直径は細くなり、血流が減少することになる。毛細血管はアドレナリン、バゾプレシンなどによって収縮し、ヒスタミンなどによって拡張する。その他ブラジキニン、セロトニン、ヒスタミンなどのオータコイドなど局所的に異常のある場合重要な働きを持つ。

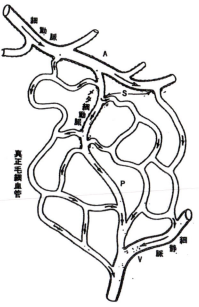

図 14-32. 毛細血管
A：細動脈, P：優先路, S：前毛細血管括約筋,
V：細静脈, 黒色部は平滑筋の存在を示す

最新生理学（真島英信）

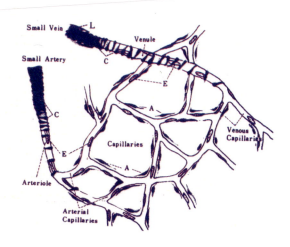

第1節 腸間膜血管に及ぼすPGF₂αの影響[2]

PGF₂α: 腸間膜血管にPGF₂α 10μg/rat 静注しmetaarteriole以下の血管の収縮ならびに血流の停滞が5秒後よりはじまり、60秒後においてもなお回復が見られなかった(写真1)。

写真1. 　　左：投与前　　　　中：投与5秒後　　右：投与60秒後

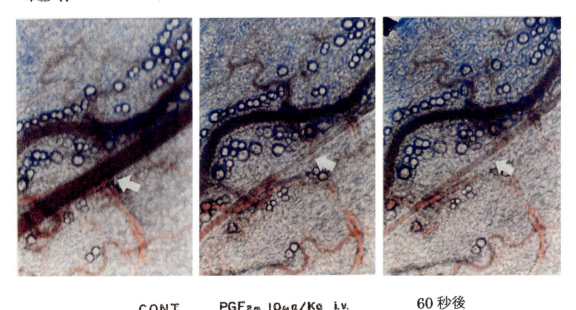

写真 2. ラット子宮間膜血管に対し局所投与による血管への影響をPGF₂α 10 μg/rat へ静注により、子宮間膜血管の収縮と血流の著明な減少が観察された。

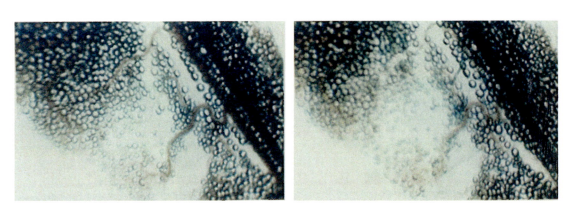

写真左PGF₂α投与前。　　右。局所投与直後.
右写真で血管の消失像がみられる。

第2節　子宮間膜血管に及ぼすPGF₂α、Adの影響[2]

子宮間膜血管[3]：ラットに PGF₂α 10μg/rat を静注し、卵管間膜下の子宮広靱帯である子宮間膜血管を観察すると血管の収縮、血流の減少がみられた（写真上段）、また F₂α 10μg/0.1 ml.を局所に滴下すると直ぐ血流の著明な減少が観察された（写真下段）Cont.は投与前の血流を示す(写真3)。

写真3.

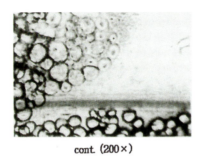
cont. (200×)

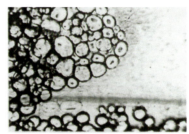
PGF₂α 10 μg/rat i.v.

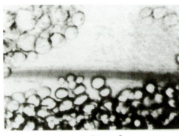
cont. (200×)

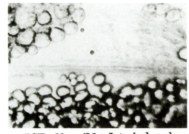
PGF₂α 10 μg/0.1 mL topical appl.

rat uterine omentum

毛細血管はアドレナリンによっても収縮することが知られているが、これを実験によって確かめるため mesometruim に adrenaline 0.1μg/o.1ml 滴下すると5秒後には写真の様に血管の収縮と血流の減少が観察された(写真4)。

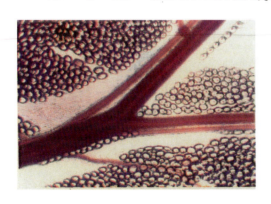
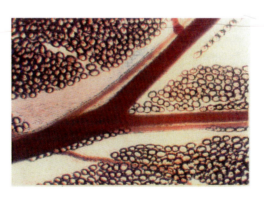

写真4．左。投与前、右。投与後

第3節　オータコイドの子宮、腸間膜血管への影響[5]

1) PGE_1：PGE_1は平滑筋を弛緩させ、血管が拡張することが知られている。ラットの子宮間膜血管に対しPGE_1 10 μg/rat 静注投与により、血管の軽度拡張、血流の増加がみられた。

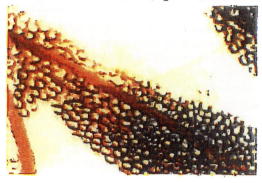 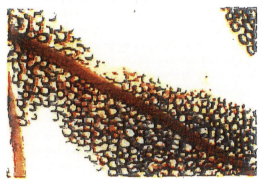

左図　対照 PGE_1 投与前　　右図. PGE_1 投与後（100X）

2) セロトニン(5-HT)　は平滑筋を刺激し緊張を上昇させる。セロトニンは条件により、血管を収縮したり、拡張したり複雑である。セロトニン 10μg/rat の静注により、2分後血流の著しい停滞がみられ、血液の凝固もみられる。血管は一過性の収縮後、僅かに拡張。

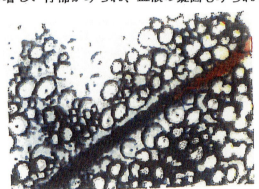 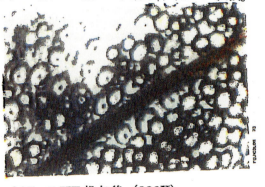

左図. 対照　5-HT 投与前. 右図. 5-HT 投与後（200X）

3)　　ラット腸間膜に bradykinin 1μg/0.1ml の局所適応により、血管の拡張と血管透過性の亢進がみられた(写真7)。

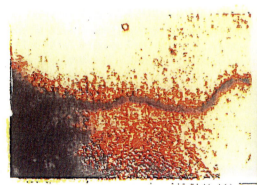 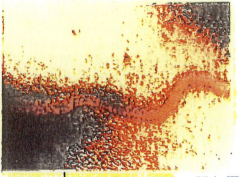

左図. 対照　ブラジキニン投与前. 右図。　投与後（100X）

第4節　ラット微小循環と血圧の関係[2]

1. 血圧：ラットに PGF$_2\alpha$ 100μg/kg i.v. により血圧は著明に上昇がみられた（図 a）、
 5-HT 1mg/kg i.v. により血圧は下降、上昇、下降と3相性の変化がみられる（図 a）。
2. 次いでラットに PGF$_2\alpha$ 100μg/rat i.v. 投与し、血圧、皮膚血流、子宮血流への影響と同時に腸間膜、子宮間膜血管に及ぼす影響を検討した。この結果、血圧は下降にあり10分後回復がみられた。皮膚血流は減少し5分後、元に戻った。子宮血流は減少し、7分後、回復がみられた。腸間膜血管は強く収縮し、子宮間膜血管も中等度の収縮、血流の減少がみられた（図 b）。また、5-HT 100μg/rat i.v. により血圧は3相性の変化、皮膚血流は高度の減少がみられた。子宮血流は著明に減少し10分後でも回復しなかった。しかし腸間膜血管の収縮はみられないものの、血流は静止状態にあると思われる（図 b）。

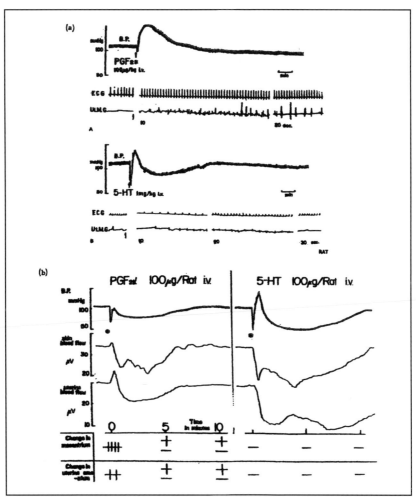

Fig Effects of PGF$_2\alpha$(a) and 5-HT(b) on the blood pressure. blood flow and microcirculation in rats

参考文献　第8章

1. 真島 英信：毛細血管の微細構造と透過性。p.409　最新生理学
2. Teraki Y. Effects of prostaglandins, serotonin and polypeptides on the mesenteric and mesometrial microcirculation in rats. J. New Rem. & Clin.213.62:918-929.
3. Teraki Y., and H.Nagumo. : Experimental approaches to the placental dysfunction caused by serotonin and prostaglandins. 6th Asian Congress of Obstetrics and Gynaecology abstract. 271-279. 1974,Kuala Lumpur Malaysia.
4. Williams OBSTETRICS 23rd Edition,2009,McGraw-Hill.
5. Teraki, Y ; Miyasaka,M,Horisaka,K.Effects of prostaglandin, 5-hydroxytryptamine and polypeptides on circulation and uterine contraction in Rodents.PROSTAGLANDIN ABSTRACTS A Guide to the Literature Volume 2 ; 1971-1973.PLENUM PUBLISHING CORPORATION New York.

コメント

　微小循環の意義

国際的に名のある産科の教科書 Williams OBSTETRICS の中に[4]、脳内出血の最も一般的な原因は、慢性的な高血圧による微小血管（細動脈、毛細血管、細静脈）の損傷とされている。これは血管の流れが減少または停滞し、血管が壊れることを指す。血管収縮物質により、胎盤乏血がおこれば胎盤から昇圧因子が出て血管を収縮し高血圧を来すことになる。

第9章　妊娠中毒症とオータコイド[4]

第1節　血管作動物質

　妊娠中毒症の原因については、従来より多数の研究発表がなされているが、未だこの病態の本態に関しては十分に解明されていない。分娩時高血圧の分類・定義についても国際学会にも明記されていない。しかし主として、血管攣縮にみられる高血圧症候群を妊娠高血圧症候群とよばれる。その攣縮を起す物質は何か、1、2の化学物質によってのみ起こるものかどうか、下記の様な血管収縮物質が考えられる。

1)　カテコールアミン catecholamines

　　　アドレナリンα受容体作動薬（α_2エピネフリン、ノルエピネフリン、L-ドーパ）

2)　セロトニン

3)　アンギオテンシンII

4)　生理活性ペプチド（ニューロキニンB、　ニューロペプチドY、エンドセリン）

5)　プロスタグランジン（$PGF_{2\alpha}$、TXA_2）

以上の様に交感神経興奮用薬物のアドレナリン作動薬も含まれているが、オータコイドとの明確な区分は困難である。オータコイドは生体内で、生理的ないし病的な条件下で生成され、主に生成部位周辺で放出される。しかも微量で著明な生理作用をあらわす。その特長は生体内の種々な臓器に対して局所で作用し、その周辺で分解されるので局所ホルモンともよばれる。オータコイドの特長は血管平滑筋の収縮にある。したがって、ヒトの脳血管、腸間膜の血管であれ例外なく収縮が起こる。収縮が起こると結果として血圧は上昇する。妊娠高血圧は以上のオータコイドの中にある昇圧物質の中にあるのではないかと推測される。

　一方、血管攣縮は血管収縮物質と拡張物質のアンバランスに起因するといわれる。血管平滑筋弛緩としては

1)　アドレナリンβ事受容体作動薬

2)　コリン作動薬

3)　血漿キニン類、ヒスタミン

4)　プロスタグランジン E_1, E_2　I_2

などがある。これら PG の由来をみると、例えば毛細血管の内皮細胞の主要エイコサノイド生成物は PGI_2 である。これに対し、血小板の主要エイコサノイド生成物は T_xA_2 である。T_xA_2 は血小板凝集の促進物質である Gq 伝達系を介して情報伝達する強力な血管収縮物質である。PGI_2 は Gs を介して情報伝達し、血管拡張物質、静脈拡張物質、血小板凝集阻害物質として機能している。

第2節　子癇前症の原因

近年、子癇前症の一因としてプロスタグランジンが取り上げられ、prostacyclin と thromboxane の不均衡が血圧上昇をもたらすと Walsh[1]は提唱している。Walsh によればPGの作用点は4つあり、vasoconstriction の増加、Platelet aggregation の亢進、uterine activity の増加、uteroplacental blood flow の減少が子癇前症の原因となるという。通常、これらのオータコイドは相互に重要な生理的調節を為していると思われるが、過剰に生成、または、外的に過量に投与された場合、図左の様な均衡のとれた状態より、図右の様に子癇前症の場合に不均衡になり、血圧の上昇になると考えられる。

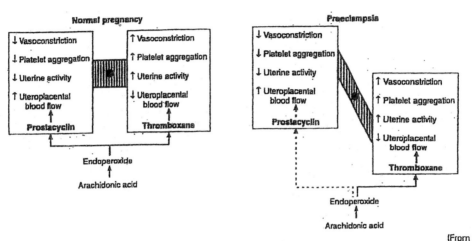

(From Walsh SW: Preeclampsia: an imbalance in placenta prostacyclin and thromboxane production. Am J Obstet Gynecol 152:335, 1985.)

$PGF_2\alpha$ は強力な血管平滑筋の収縮物質であり、血小板から凝集に際して生成されるトロンボキサン(TXA_2)は生体内で一部の細動脈を収縮させる。TXA_2は強い血小板凝集作用がある。血管内皮細胞は常にPGI_2(プロスタサイクリン)を生成し、血小板の内皮細胞への粘着、凝集を阻止している。

$PGF_2\alpha$の子宮平滑筋に対する収縮作用は強力で、Oxytocin の様な協調性の収縮でなく、非協調性収縮で持続時間も長い。

オキシトシンと異なり、$PGF_2\alpha$で問題になるのは子宮胎盤血流減少作用があることで、これにより、胎盤の乏血が起こり、昇圧因子が出て脳血管収縮、脳内出血を来すことにある。

第3節　妊娠中毒症とセロトニン[2) 4)]

　従来より妊娠中毒症の原因は不明とされ、カテコールアミンなどが主な対象とされてきたが、2011年に産婦人科の研修ノート[3)]に病態因子としてセロトニン、エンドセリン、トロンボキシ酸、PG系、アンジオテンシンⅡなどを挙げている。すでに著者は1972年に妊娠とセロトニンと題し、学会に報告している。今日、改めてセロトニンなる物質が如何なるものであるかを検討してみる。

　セロトニンは生理活性を持つインドールアルキルアミンとしてGadamらにより1950年に見出されたものであり、ヒトの体内セロトニンは腸管、血小板、脳神経などに存在する。セロトニンの化学名は5-ヒドロキシトリプタミン（5-hydroxytryptamne,5-HT）で分子量176.2のオータコイドで、その化学構造は次の通りである。

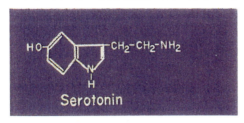

　この物質の特徴は血液脳関門を通過できないので、外的投与されても血中セロトニンが脳機能に影響することはない。全身の各臓器の血管平滑筋に対する収縮による血圧などへの影響が考えられる。胎盤も脳血液関門と同じくセロトニンは胎盤血液関門を通過できない。先に述べたように ^{14}C-5-HTは胎盤への取り込みはみられない。脳と同じく胎児もセロトニンの有害な作用から保護されていると思われる。しかし、胎盤のセロトニンも一定の低値で胎盤機能の調節に預かっているものと考えられる。しかし、セロトニン投与により脳と同じく胎盤機能に影響はないだろうか。胎盤は妊娠により成熟してきたものであるが、その構造は臍帯血管、絨毛膜血管、絨毛毛細管などにより構成され、それぞれに、血管平滑筋が存在し、血流を調整している。セロトニンは胎盤血管に対し特に強い血管平滑筋収縮作用がある。これにより胎盤血流の減少は著しい。そのため胎盤乏血、出血（写真1）がみられる。結果として胎児死亡、流産となる。同時に $PGF_2\alpha$ と同じく血圧の上昇を招き、妊娠中毒症の症状がみられるのではなかろうか。

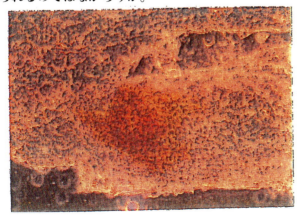

胎盤出血
妊娠19日のラットにセロトニン
5mg/kg s.c. 投与
2時間後の胎盤に出血がみられる。

ヒト胎盤組織中のセロトニン含有量

現在、妊娠中毒症の toxic 物質（毒作用）の一つにセロトニンが挙げられる様になったが、筆者は従来、言われていたカテコールアミンよりも胎児に対する毒性の強いセロトニンに注目していた。1972年、日産婦総会において、妊娠とセロトニン（妊娠中毒症との関連）について発表した[2]。胎児の生存にとって重要な胎盤がセロトニンによって障害されると胎児は死亡する。その原因の解明をするため、胎盤中のセロトニンを正常分娩、妊娠中毒症、死産に分けて測定した。結果を下表に示す。

Results of 5-HT assays in pregnancy

	Maternal blood	Postpartum bl.	Cord blood	Placenta	Placenta / Maternal bl.
Normal	0.176-0.008(109) (0.77-0.05)	0.225-0.02(59) (0.67-0.05)	0.177-0.01(64) (0.75-0.03)	2.177-0.15(86) (5.74-0.42)	13.27-1.07(77) (39.6-2.23)
Toxaemia	0.136-0.02 (19) (0.48-0.09)	0.103-0.01(11) (0.16-0.04)	0.122-0.03(6) (0.28-0.06)	3.249-0.36(19) (6.68-0.98)	28.57-2.99(19) (52.5-9.07)
Still birth	0.151-0.019(13) (0.28-0.03)	0.403-0.19(4) (0.91-0.08)	0.182-0.03(3) (0.25-0.11)	4.579-0.59(13) (8.90-0.75)	34.83-9.46(13) (84.2-14.6)

Mean-S.E. μg/ml or g. ( )No.of subj.
(Range-Max-Min) based on Weissbach methode

正常分娩者の血液には 0.17、中毒者は 0.13、死産者 0.15 μg/ml で大きな差はない。胎盤では 2.17、3.24、4.58 μg/ml で中毒者に含量が多い。胎盤含量を血液で割ると、比率で 13.3、28.5、34.8 となり、妊娠中毒症患者の胎盤セロトニンは正常者の2倍になる。さらに死産者では3倍近いセロトニンが胎盤に含まれていることになる。この胎盤セロトニンの異常な増加は胎盤の機能を低下させるものと考えられ、妊娠中毒症の成因と密接な関連があるとおもわれる。

参考までに未熟な妊娠初期の chorion についてセロトニンの含有量を調べ次の結果を得た。

	Maternal blood	Chorion	Chorion/Maternal bl.
Art.abortion (5-11W)	0.131±0.006(12) (0.16-0.09)	1.410±0.287(12) (3.25-0.42)	11.62±2.58(12)
Sp..abortion) . (5-11W)	0.155±0.016 (0.190-0.112)	1.810±0.614(5) (3.84-0.61)	11.00±2.94(5)

ヒトの生体内血中セロトニンの末梢血量は 0.05~0.25 μg/ml であり、未熟妊卵付属物でも若干増加の傾向にあるかと思われる。

参考文献　第9章

1. Walsh SW: Preeclampsia an imbalance in placenta prostacycline and thromboxane production . Am. J Obstet Gynecol. 152:335,1985
2. 寺木良巳　妊娠とセロトニン（特に妊娠中毒症例との関連について）日本産婦人科学会雑誌　24(1972) 779-780
3. 日本母性保護産婦人科医会:妊娠中毒症　研修ノート　NO.64. 平成13年3月 (2001)
4. 寺木良巳　実験的妊娠中毒症　新薬と臨牀　2015年；64：110－127.

第10章　循環への影響

第1節　動物実験の重要性

　先に妊娠中毒症、あるいは妊娠高血圧症候群の病因で血管作動薬、オータコイドの関与が示唆されている。Walsh が子癇前症の病因で指摘した如く、血管平滑筋の収縮、血小板凝集の促進、子宮筋収縮、子宮胎盤血流の減少の4つの条件が重なって一つの病態が現れる。これらは理論的に起こり得ると推測できるが、ヒューマンのようなヘテロな集団で分析すること、統計で解析することは難しい。

　先の調査会[1-4]で子宮収縮剤の使用頻度と脳内出血の統計で自然分娩例 30/1,350,000 に、子宮収縮剤投与例 5/900,000 で、これを 100,000 あたりに直すと 2.22 対 0.56 となり子宮収縮剤投与例の方が脳内出血の発症が少なかったことになる。これをもって子宮収縮剤と脳内出血との因果関係は否定的としているが、統計上であって、投与薬物の種類、投与量、投与速度の記述がない。ヒューマンというのは非常にヘテロな集団であり、感受性に個体差が大きい。個々に起こったものとは、必ずしも、相関しない。個々の症例についての検討が必要である。統計では頻度は知られても、根拠を示せない。筆者は2例の脳内出血[5]を後述するが、科学的根拠を示すことが重要である。

　本章で示す実験動物はヘテロなヒトと異なり、非常に均衡的で、ホモジニアスな集団である。今回、非妊動物ではなく、妊娠ラットを用いた。子宮収縮剤は子宮のみならず、胎盤、胎児にも影響を与える薬剤である。厚労省の調査会[1]でも論議されたが、一参考人から「他の動物で非妊娠時に行われた薬理学的な実験は、おそらく参考にならないと、例えば $PGF_2\alpha$ の FP 受容体は、卵巣摘除のマウスでは発現量が 100 倍ぐらい上昇する。FP 受容体がたくさん血管平滑筋に発現している妊婦に $PGF_2\alpha$ をさらに投与すれば、血圧は上昇することが考えられる」と述べられた。

　個々人のデータが取れない以上、動物実験によって、これらの問題を解決することが重要であると考えられる。

　子宮収縮剤でもオキシトシンは血管作用を持たないと Berde[6] は述べている。しかし、我が国で使用されているプロスタグランジンには血管作用が考えられる。このことから、妊娠ラットを用いて、循環に対する作用、特に血圧、子宮血流、胎盤血流に及ぼす影響について検討した。

第2節　血圧、子宮及び胎盤血流測定[7]

前述のごとくヒトはヘテロな集団で個々の差が大きい。ラットは一番ヒトに近く、実験動物として用いられている。それは均衡が保たれていて、用量と反応曲線が、常に一定であることが知られている。したがって薬物の性質を知る上で欠かせない実験成績が得られることにある。筆者は安定した Wistar 系雌ラットを使用した。すべての動物は室温 22±1℃、湿度 50〜60%の飼育室で一週間以上飼育した。なお、妊娠ラットは交配後、膣栓を確認し妊娠日数を算定し、妊娠後半期（18日以降）を実験に供した。実験には nemubital 35mg/kg s.c. にて麻酔した。血圧の測定は頸動脈にカニューレを挿入、呼吸は気管カニューレにより、圧トランスジューサー（日本光電 RM-150）に記録した。また子宮内圧は子宮腔内にマイクロバルーンを挿入固定し、圧トランスジューサーにてポリグラフ上に記録した。子宮ならびに胎盤血流の測定は交叉熱電対法 thermocouple にて行った。すなわち直径 0.1mm の銅コンスタンタンを接続した交叉熱電対素子を図1の如く子宮、ならびに胎盤組織内に挿入して固定し、交叉熱電対式組織血流計（シンコーダー CTE-201）を介してポリグラフ上に記録した。子宮血流（uterine blood flow, UBF）、胎盤血流（placental blood flow, PBF）の増減は μV で表し、子宮内圧ならびに血圧は mmHg で表した。

図1　交叉差熱電対法による血流測定[7]

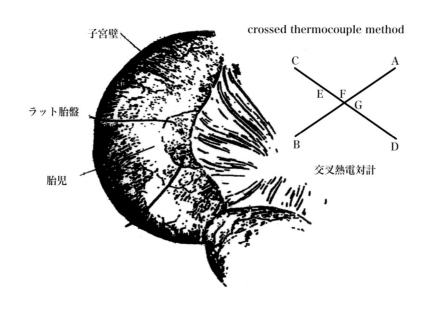

ラット子宮、胎盤、胎仔

第3節　各薬物の循環への影響[9]
1. PGE₁の血圧、子宮・胎盤血流への影響[9]

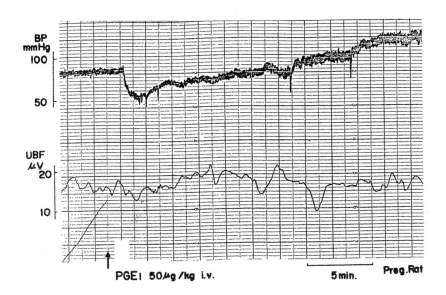

B.P.（血圧）：投与後−15％下降し、徐徐に回復、20分後+115％に上昇。
UBF（子宮血流）：投与10分後+11％の増加。

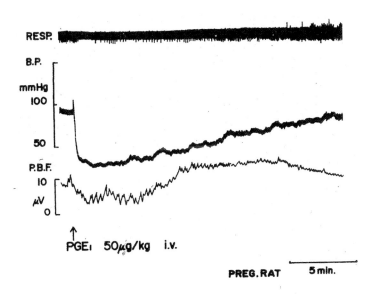

RESP（呼吸）：投与後より軽度の呼吸抑制あり20分以上持続
B.P.（血圧）：投与直後より−70％降下、後、20分後回復。
PBF（胎盤血流）：投与後8分まで減少、15分後+54％に増加。

2. PGE₂ の妊娠ラット血圧、子宮・胎盤血流への影響[9]

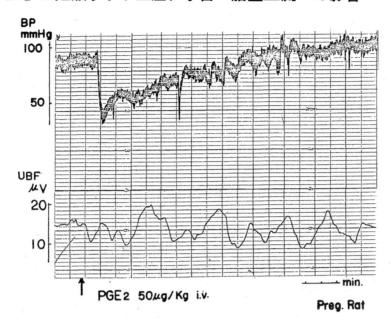

B.P.（血圧）：投与後−15％下降し、徐々に回復、20分後+115％に上昇。
UBF（子宮血流）：投与10分後+11％の増加

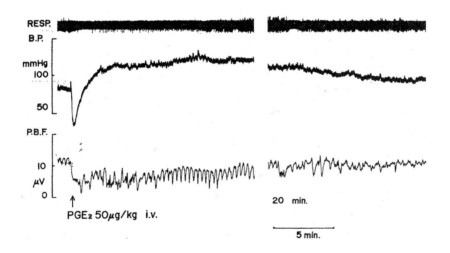

RESP（呼吸）：投与直後より軽度の呼吸抑制あり20分以上持続
B.P.（血圧）：投与直後一過性の血圧下降、後+53.5％の上昇、
　　15分後+70％の上昇持続
PBF（胎盤血流）：投与直後より−44.0％の減少、15分後−18.6％
　　の減少持続

3. PGF$_2$αの妊娠ラット血圧、子宮・胎盤血流への影響[9]

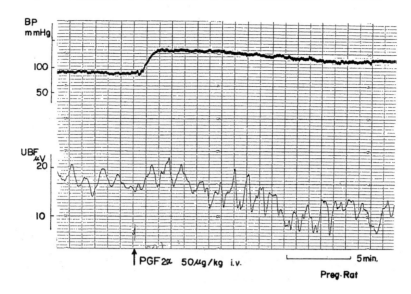

B.P.（血圧）：投与5分後+40%の上昇がみられ、20分以上、持続。

UBF(子宮血流)：投与5分後より減少にあり、15分後−32%と持続

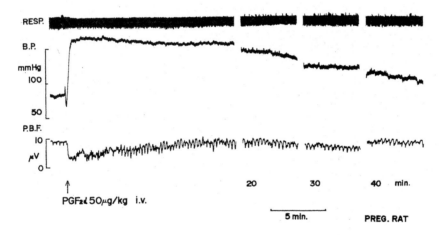

RESP(呼吸)：投与後より軽度の呼吸抑制あり20分以上持続

B.P.（血圧）：投与直後より急上昇、10分後+103%の上昇し、30分後に
おいても+30%の上昇にあった

PBF(胎盤血流)：投与直後より著しく減少がみられ、5分後−53%、
20分後でも−20%の減少がみられた

4. 5-HTの妊娠ラット血圧、子宮・胎盤血流への影響[8]

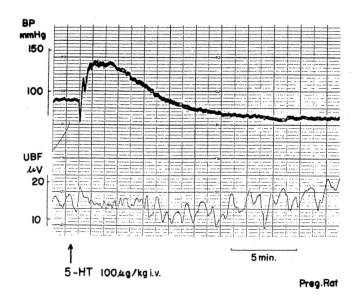

B.P.（血圧）：投与5分後+32%の上昇後、下降20分後－28%に下降。

UBF（子宮血流）：投与10分後－17%の減少、20分後回復

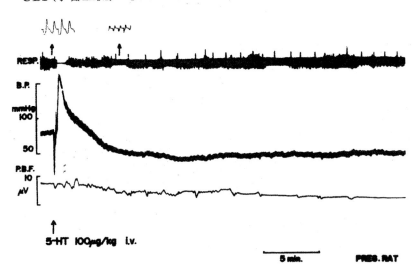

RESP（呼吸）：投与後より強度の呼吸抑制あり30分以上持続

B.P.（血圧）：投与直後より一過性に下降後急上昇、直ぐに下降、5分後－22%、10分後－49%、25分後－76%、30分後も回復しなかった。

PBF（胎盤血流）：投与直後より著しく減少がみられ、5分後－22%、20分後－58%、30分後－83%と殆ど血流静止状態にあった。

5. Oxytocinのラット血圧、子宮血流に及ぼす影響[9]

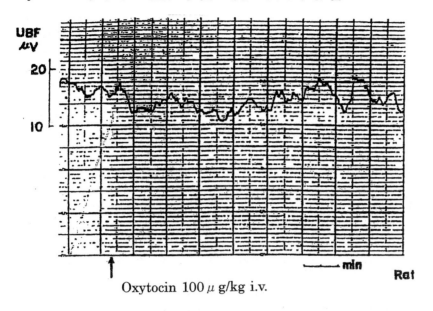

非妊ラットにOxytocin 100μg/kg i.v.投与すると、子宮血流は投与直後より減少がみられ、約30～40％の血流減少が10分程続きのち回復した

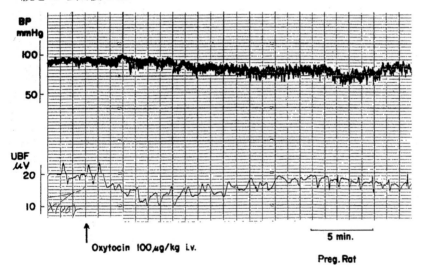

B.P.(血圧)：妊娠ラットにOxytocin 100μg/kg i.v.投与すると血圧は10分後より−10％下降し、20分後も同様であった。
UBF（子宮血流）：投与5分後-14％、10分後-33％、20分後-17％とと減少がみられた

第4節　動物実験のデータ解析

1.PGF$_2$α の昇圧作用

本実験の目的は妊娠中毒症の病態の解明にあった。動物実験を基とし、高血圧と胎盤乏血を薬物によって見出せるかどうかを実証できるかどうかにあった。オータコイドの中でもプロスタグランジンF$_2$α と E$_2$,セロトニンに注目し実験を行った。妊娠によって引き起こされる病態は胎盤の存在が大きく関与していることが考えられ、妊娠動物を作製した。高血圧ラットではなく、正常ラットを用い、胎盤機能が十分成熟する妊娠後半期のラットについて薬物の動向を観察した。

プロスタグランジンは胎盤、卵膜で産生が行われ、胎盤血流の維持、調節に与るとされる。子癇前症の病因について、Hacker[11]らはプロスタグランジン産生の胎盤における血管内皮の機能障害は局所で産生される血管収縮物質と血管拡張物質の不調和をもたらす。子癇前症はプロスタグランジン産生の障害、すなわち、血管拡張作用物質の PGE$_2$ と抗血小板作用のプロスタサイクリンの産生が減少し、一方の血管収縮物質プロスタグランジン PGF 系列とトロンボキサンが増加し、バランスの失調が起こっているという。

PGF$_2$α について Goodman & Gilman's の著書[12]に「ヒトでは肺血管及び静脈では強力な血管収縮物質である。血圧は実験動物では血管収縮のため血圧は上昇する。しかし、ヒトではPGF$_2$αは影響しない」と記載されている。動物では上がるけれども、何故ヒトでは上がらないのか。PGF$_2$α に対するリセプターFP は 平滑筋の場合には平滑筋の収縮となる。ヒトであれ、動物であれ等しく平滑筋の場合には収縮となる。血管平滑筋では血管の収縮を、子宮平滑筋の場合には子宮収縮となる。従って肺血管、静脈のみならず脳血管であれ、腸間膜の動脈であれ例外なく F$_2$α で収縮は発生する。

先の調査会[1]で示した PGF$_2$α の妊娠ラットに示した例を図[9]にまとめると血圧は80mmHg より倍の 160mmHg へと上昇し、20 分後 150mmHg，40 分後 120mmHg と高血圧の持続がみられた。子宮血流は 10 分後-19%、20 分後-46%と著しく減少するのがみられた。子宮血流の減少に伴い、続く胎盤血流も 5 分後-57%、10 分後-39%、30 分後-24%と減少がみられた。このことは胎盤機能の障害となり、胎盤の変性、乏血となり、さらに昇圧作用を加速させることになると考えられる。

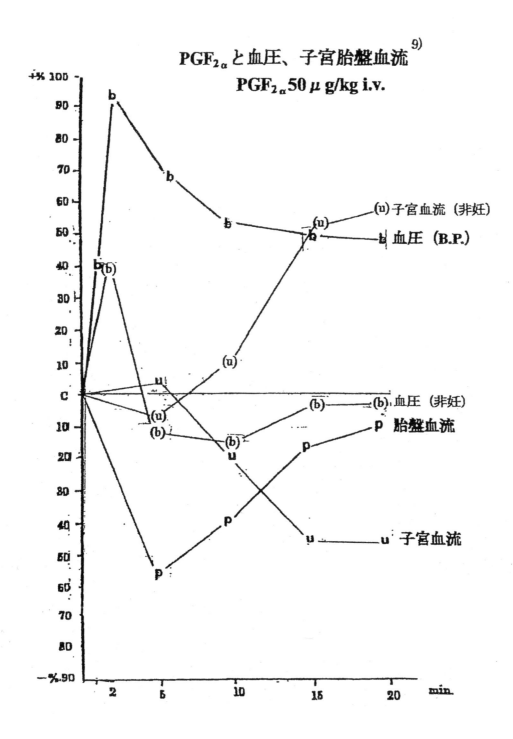

非妊ラットでは、$F_2\alpha$により血圧は一過性に上昇後下降、子宮血流は増加がみられるが、、妊娠ラットでは著しい血圧の上昇と子宮、胎盤血流の著しい減少がみられる。

2.PGE_2 は血圧降下物質か

PGE_2 の血圧作用はやや複雑で、Goodman & Gilman's [12] の著書に「大部分の血管床において PGE_2 受容体が活性化することによる血管収縮作用があり、PGE_2 は血管拡張を起こし、血圧を低下させる。」とされている。

先の安全対策調査会で[1]PGE_2 に 2 例のクモ膜下出血の子宮収縮剤との因果関係は評価困難とされている。同じく文献等の調査でも「　ヒツジ 6 頭に　　PGE_2 の投与は母体の血圧に影響しなかった 」、また「承認申請時に PGE_2 3~300 μg/kg をラットに静注投与により、用量依存的な血圧下降が見られ、100μg で 40mmHg の降圧が見られた」 。一方、臨床では PGE_2 　3 錠投与後、血圧は 200/100mmHg と上昇したが「一連の異常と薬剤との因果関係間 k は疑問視される」と、また「6 錠投与 3 ～ 5 時間後若干（10mmHg）の上昇をみたが、本剤によるものか否かは明らかでない」以上のような報告後、議論された内容は一参考人から「E_2 についてはリセプターのサブタイプが多く、それぞれにクロスリアクトする。そのリセプターの後に続くシグナルが、平滑筋の収縮の方向に向かうものと、平滑筋を弛緩させる方向に向かうものと、真逆のリセプターを E_2 がどちらも刺激し得る。従って E_2 に関しては、はっきりしたことを申し上げられない」と述べられている。

実験の結果、非妊娠ラットに 50μg/kg i.v.投与で 48%の下降し 20 分後より回復がみられる。 一方、成熟胎盤を持つラットに同量投与すると、直後 57%の下降から反転し、5 分後+34%の増加、10 分後+49%、20 分後 26%の上昇に あった。これをみると血圧は、一時下降するものの高血圧へ移行するものと思われる。

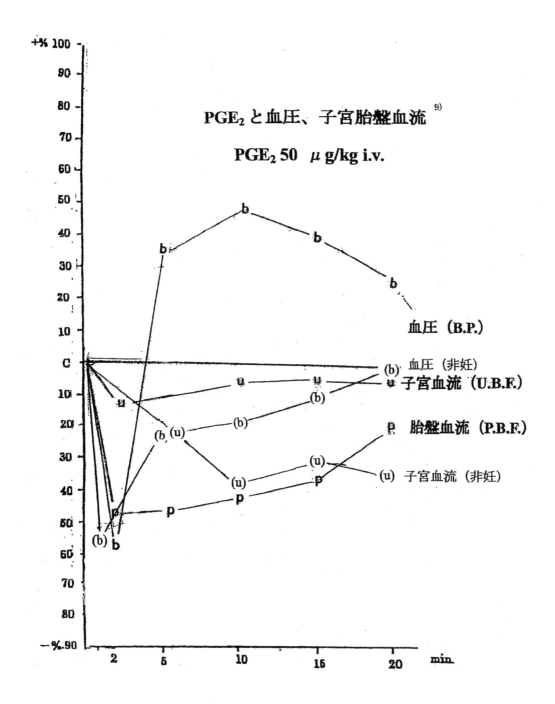

非妊ラットでは、E_2 により血圧は下降し、20分後に回復、子宮血流は
－40％の減少にある。妊娠ラットでは E_2 により、一過性に下降後、急
上昇し、+40％の血圧上昇が20分以上も持続した。子宮血流は－10％の
減少、胎盤血流は-50％の減少から20分以上も持続がみられた。

3.PGE₁の胎盤血流増加作用

　妊娠時における PGE₁ の子宮収縮作用は PG の中でも強力である[9]。従って子宮収縮による子宮血流量の減少は避けられないと考えられるが、子宮血流量は若干の減少に留まっている。一方、胎盤血流量は著しく増加がみられる（図 9）。妊娠時における全血流量の増加と、血管平滑筋の弛緩による血流増加により、胎盤血流の増加によるものと思われる。

　平滑筋弛緩薬には E₁ の他、E₂、I₂ は細動脈拡張或は血流増か作用が極めて強く、補佐していると考えられる。生体には殆どない PGE₁ もこの作用が強いので、臨床には膣坐剤（1mg）として治療的流産に使用されているが、血圧は上昇または下降とある。また図 A の如く血圧は 10 ～ 50μg/rat で下降がみられるが、投与 5 分後より回復後やや上昇傾向がある。図 A では 20 分後、血圧は回復がみられる。

　同じく、PGE₁ は血管拡張薬として重症虚血肢などに 5 ～ 20μg 点滴で使用されている。先の調査会[1] で PGE₂α の動物の用量 50μg/kg の用量を我々が使用することはないと高用量にあることを指摘されたが、本実験での用量は 50μg/kg でヒトに用いる用量よりも少ない。この点、薬剤の持つ性質を動物モデルで知ることは大切であると考える。

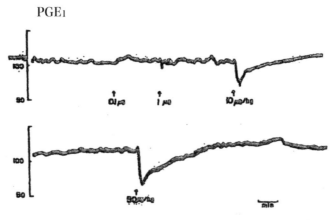

図 A.　Effect of PGE₁ on the blood pressure[10] in rat.

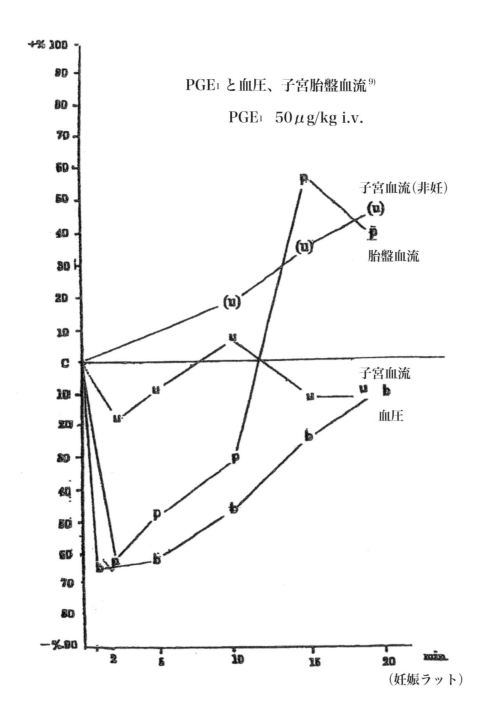

PGE₁ と血圧、子宮胎盤血流[9]

PGE₁ 50μg/kg i.v.

（妊娠ラット）

非妊ラットでは PGE₁ 10μg/kg i.v. により子宮血流の増加がみられる。妊娠ラットで血圧は E₁ 投与直後より著しく -60% 以上も下降し、徐々に回復に、20 分後には +14% に上昇した。子宮血流は少しく増加、胎盤血流は減少後 15 分後には +50% まで増加がみられた。

4.オキシトシンの血圧作用

先の子宮収縮剤と子宮収縮剤の調査会[1]の議論で、オキシトシンは産婦人科ガイドライン、またアメリカのガイドラインにも脳内出血を引き起す要因として、記載されていない。Goodman & Gilman の著書[12]にも血管収縮作用に関する記載はない。国外での事象の報告はみられないが、国内で脳内出血の事例が報告されており因果関係は不明と評価されている。その後、議論があり、一参考人より、「リスクがあるのは血管病変が底辺にあると思われる」、「8割は妊娠高血圧腎症若しくはヘルプ症候群の患者にみられるなど」さらに子宮収縮剤を投与したら高血圧を起す可能性の証明はない。血圧が上がって出血するのではない。出血すると血圧は上がる」などと述べられた。分娩時子宮収縮剤の過投与により過収縮、子宮血流量の減少、次いで胎盤血流の減少による子宮、胎盤の変性は妊娠中毒症の病変に類似しないだろうか。本来、内因性の生理的物質であるが、条件が代われば中毒作用を否定できないと思われるが。薬剤による高血圧が、脳血管の攣縮は出血、壊死となるのではないだろうか。オキシトシンは妊娠時に亢進することはLloydeの文献で既に紹介した。また、オキシトシンと結合するリセプターがバソプレッシンと同じV_1, V_2 リセプターであり、特殊な条件下、例えば分娩時などにV_1というリセプターにクロスアウトすることであれば、血管収縮、血圧上昇ということは十分あり得ることと思われる。[10] 特に、わが国でのオキシトシンの容認用量は米国の 1～2mU/min に比べ 20mU/min と高いことも懸念される。

図9は Oxytocin 100μg/kg(200mU/kg)i.v.投与による血圧の変化をみたものであるが投与後 10～20mmHg の下降がみられる。子宮血流は妊娠、非妊娠ラットとも 30～50%の血流減少がみられるが、$PGF_2\alpha$に比べて回復が早い。個々に大きな違いがみられる。

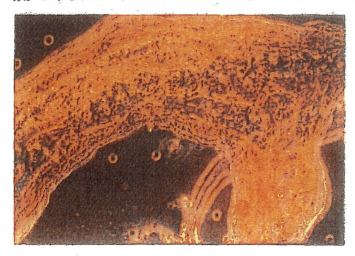

左図
妊娠ラットの子宮血管像
豊富な血管と血液の走行
がみられる。(40X)

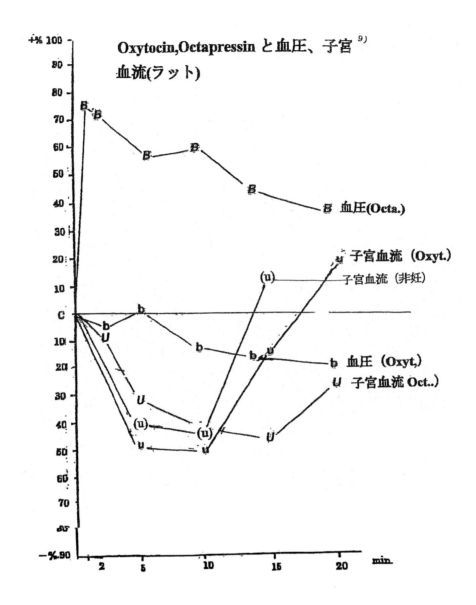

妊娠ラットに Oxytocin 100μg/kg i.v により血圧は10分後-10%下降、子宮血流は投与直後より-50%以上の減少にあるが、15分後より徐々に回復がみられる。Octapressin は省略。

5.5-HTの胎盤剥離作用

　常位胎盤早期剥離について日本医療機能評価機構[13]では脳性麻痺の再発防止に関する報告書で脳性麻痺の大きな原因は胎盤早期剥離としている。学会でもセロトニンは中毒症の一つの要因としているが、その根拠を示すような内外の文献はみられない。機構[1]では陣痛促進剤による過強陣痛と常位胎盤早期剥離の因果関係については不明とし、Williams OBSTETRICS では、過強陣痛や頻回の子宮収縮が早剥の徴候であると記載されているのみ」と報告した。早期剥離と収縮剤の事例は国内外の文献[1]にあり、子宮破裂が生じた妊婦61中11例が早剥を合併しそのうち2/3以上がオキシトシン使用であった」。「PGE₂の添付文書に undesirable effect の項に早期剥離が記載されている」などあるが結局、注意喚起する根拠に乏しいということであった。基礎の参考人よりセロトニンによる胎盤乏血が早期剥離を起こすのではないかという筆者の論文[9]を提示されたが、臨床の参考人より「早期剥離の動物実験モデルが作られたと言う話も聞いていない」とされた。「問題は我々が使用する子宮収縮薬が早期剥離を引き起こすか否かであり、頻度を比べたら統計上[4]増えてない」と言われた。基礎の参考人はセロトニンによって、子宮と胎盤の間にずれが起った場合を想定されたと思われる。考えてみるに、胎盤は胎児の組織に由来する羊膜と絨毛膜、母体の組織（子宮内膜）に由来する脱落膜の三つからなっている。絨毛内の毛細血管壁、脱落膜にはらせん動脈や静脈がたくさん存在してる。この脱落膜は、分娩時に胎盤が剥離する部分でもある。児娩出後、両者の付着面にひずみが生じて、海綿脱落膜が裂けて、胎盤が子宮壁から剥離する。早期剥離は何で起こるかを考えてみる。脱落膜の血管が血管収縮物質、或いは物理的に外傷、過収縮などにより、乏血、変性、出血、出血巣拡大になった場合など、胎盤の剥離現象が起こらないだろうか。セロトニンにより胎児致死作用もある事はすでに報告した様に死亡胎児胎盤に明らかな胎盤出血を認めた。PGF₂αも同様で、治療的流産に用いられている。右図で示す様にセロトニンにより、子宮血流減少は10〜20%内外なのに、胎盤血流は10分後より-50%を超え30分後には殆ど胎盤血流は静止状態にあった。絨毛膜か脱落膜か剥離の機序についてさらに検討されるものと思われる。機序解明の一つの方法として動物実験は重要であると考える。

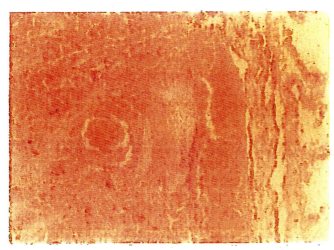

左図。妊娠20日目ラットにセロトニン30mg/kg投与後、死亡胎仔の胎盤組織像。著名な出血と鬱血がみられる。(H,E. 染色 X100)

Ischemic villi に合併した abruptio は母体から酸素が途絶え直接的な死亡となる。

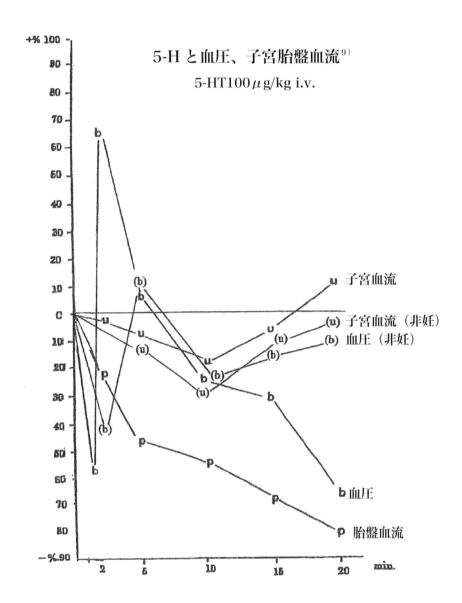

5-HT投与により、血圧は三相性の変化がみられる。非妊ラットでは血圧変化は軽度にあるが、妊娠ラットにおいては著明な下降後上昇、下降と変化がみられる。血圧は初期の60％以上も下降し、20分後でも回復はみられない。同様に、子宮血流は20〜30％の減にあるが、胎盤血流は投与直後より著しく減少がみられ、20分後には殆ど血流静止の状態にある。

6. 子宮内圧と循環動態[9]

分娩は子宮収縮によって始まる。陣痛はトコグラムにより、内、外則法により測定されるが、動物実験では摘出子宮による実験が多い。生体子宮ではballoonを用いて行われる。問題はヒトと異なり、自然収縮でなく誘発による子宮収縮である。その為、子宮の薬物に対する感受性が低い場合、効果は十分に現れない。オキシトシンは子宮平滑筋に存在する受容体を介する。その受容体も子宮の感受性も妊娠末期に増大する。非妊ラット子宮は自然の収縮運動も低調であるが、estradiol処理によりオキシトシンによる感受性は亢進する（図1）。これに比し、プロスタグランジンの場合は、妊娠の有無に関わらず子宮の収縮反応がみられる（図1、2）。$PGF_2\alpha$はFP受容体を介する。妊娠後半期のラットにオキシトシン $20\mu g/kg$ i.v. 投与すると、子宮収縮は若干の増加がみられるが、$PGF_2\alpha 20\mu g/kg$ i.v. の様な著明な収縮はみられない（図2）。これらの子宮収縮（内圧）の上昇が子宮血流、胎盤血流および血圧にどの様な影響を及ぼすかについて、実験を行ったので結果をまとめて報告する。ただ、これは動物実験の結果であり、ヒト分娩時の条件と異なるが、血圧などヒトで知り得ない情報を提供することが出来ると思われる。

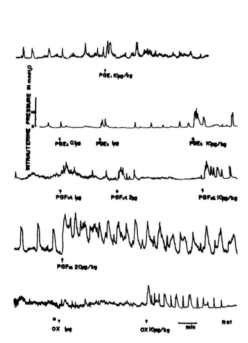

図1 Intrauterine pressure tracing of estradiol-treated rat uterus. Showing changes in response to injection of various drugs

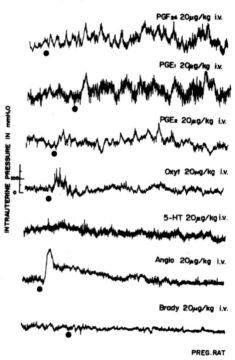

図2 Uterine motility being traced by recording intrauterine pressure with the aid of a small ballon

1) 血管作動薬の妊娠ラットへの子宮収縮作用と子宮血流、血圧に及ぼす影響[9]

子宮収縮作用はOxytocin 100μg/kg i.v. 投与後、若干増加、10分後元に戻った。PGE₁ 50μg/kg(以下同量)で10分後まで64~84%の増加、PGE₂では10~20%の増加、PGF₂αは80~130%の増加がみられた（表1）。この子宮収縮に伴う子宮血流量の変化は、Oxytocinでは5~15分で14~30%の減少が持続した（図3）。PGE₁は10分後15%の増加、PGE₂は15分後24%の減少、PGF₂αは5分後12%の増加後、10分後4%、15~20分まで32%の減少がみられた（表1）。一方、血圧はOxytocinでは僅かに増加し、15分後には10%下降した。PGE₁は下降後上昇、PGE₂も下降後上昇、PGF₂αは5分後より40%の上昇、20分後でも30%以上の血圧上昇がみられた（図4）。

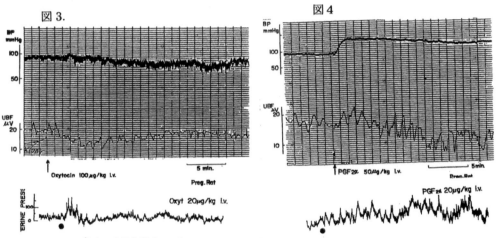

表1. 血管作動薬の妊娠ラット血圧、子宮収縮、子宮血流に及ぼす影響

	投与量	PGE₁ 50μg/kg	PGE₂ 50μg/kg	PGF₂α 50μg/kg	5-HT 50μg/kg	Oxyt 100μg/kg	Octa.. 0.5 IU/kg	Hyd 30μg/kg
血圧(Pl 測.)	投与前	3142	5286	2168	4754	2853	2859	4479
	5分後	2656	3760	3055	6281	3183	6566	3184
	10分後	2746	4748	3212	4455	2854	7484	3793
	15分後	3117	5396	2976	3272	2595	6764	4104
	20分後	3578	5447	2876	3434	2420	6313	
子宮収縮(Pl 測).	投与前	4691	4401	3700	3296	3678	-	-
	5分後	7710	4943	6639	3854	3968	-	-
	10分後	8534	5263	8562	2541	3184	-	-
子宮血流(Pl.測)	投与前	2797	2993	3433	3571	2603	6817	971
	5分後	2780	2844	3862	3578	2239	5901	1248
	10分後	3225	2674	3326	2951	1755	4939	1372
	15分後	3152	2292	2344	2980	1866	3576	1265
	20分後	2608	2446	2368	4211	2165	3641	-

2) プロスタグランジンの妊娠ラットへの子宮収縮作用と胎盤血流、血圧に及ぼす影響[9]

妊娠ラットに PGE₁ 50μg/kg i.v. 投与により、血圧は 5 分後 70.3%の減少、15 分後でも 20%以上の下降を示した。しかし胎盤血流は 5 分後、47.6%との減少がみられたが、徐々に回復し、15 分後には 54%の上昇に転じた（表 2）。子宮血流は 15 分後で、+12%であった（表 2）。PGE₂ 50μg/kg i.v. で子宮収縮は 10%の上昇にあるが、子宮血流は最高で 24%の減少、一方、胎盤血流は 5 分後で 44%、10 分後 43%の減少と、胎盤血流の減少の度合いが多い（表 2）。血圧は投与後一過性に下降し、後、上昇し、15 分後には 70%と上昇がみられた（図 5）。次に、PGF₂α の子宮収縮作用は強力で投与前の 2.3 倍、子宮血流の減少は 32%の減少、胎盤血流は 5 分後で 53%に減少した（表 2）。血圧は投与前に比べ 2 倍に上昇している（図 6、表 2）。このことから、プロスタグランジンには強力な循環系に対する作用があり、特に PGE₂、PGF₂α には、血管平滑筋作用が強い。それに子宮平滑筋作用も強力であり、オキシトシンにみられない血圧、子宮胎盤血流減少作用があることが知られる。

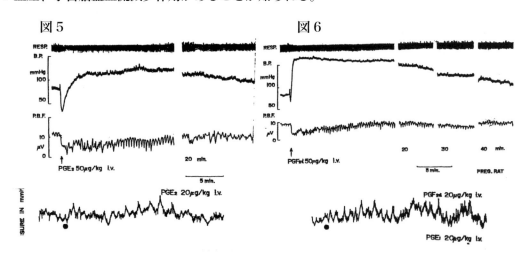

表 2　PGs、5-HT の妊娠ラット血圧及び胎盤血流に及ぼす影響

	投与量	PGE₁ 50μg/kg	PGE₂ 50μg/kg i.v.	PGF₂α 50g/kg i.v.	5-HT 100μg/kg i.v.
血圧（Pl.測）	投与前	5250+47.0	2251±308	1828±28.7	2059±17.3
	5 分後	1575(-70.3%)	3119(+38.5%)	3475(+90.0%)	2655(+28.9%)
	10 分後	2058(-61.6%)	3363(+49.4%)	3726(+103.8%)	1431(-30.6%)
	15 分後	3184(-21.8%)	3838(+70.5%)	3698(+102.2%)	1091(-47.1%)
	20 分後	-	3041(+35.0%)	3291(+80.0%)	1067(-48.2%)
	25 分後	-	2777(+23.6%)	1227(-32.9%)	1227(-40.5%)
	30 分後	-	2438(+8.3%)	1310(-36.4%)	1310(-36.4%)
胎盤血流（Pl.測）	投与前	2170±85.8	1355±32.7	942±35.0	1211±58.0
	5 分後	1138(-47.6%)	760(-44.0%)	442(-53.1%)	945(-22.0%)
	10 分後	2300(+ 5.9%)	775(-42.9%)	630(-33.2%)	621(-48.8%)
	15 分後	3342(+54.0%)	1104(-18.6%)	843(-10.6%)	505(-58.3%)
	20 分後	2851(+31.3%)	1206(-11.0%)	801(-15.0%)	468(-61.4%)
	25 分後	-	1315(-3.0%)	761(-19.3%)	290(-76.1%)
	30 分後	-	1269(-6.4%)	903(-4.2%)	198(-83.7%)

参考文献　第 10 章

1. 医薬品医療機器総合機構．陣痛促進剤による出血性脳血管障害、常位胎盤早期剥離及び子癇のリスクに関する調査、調査結果報告書、同議事録．平成 25 年 7 月 19 日．厚労省．

2. 日本産婦人科学会、日本産婦人科医会編．産婦人科診療ガイドライン産科編 2011．日本産婦人科学会：2011．

3. Yamada T. et al.; Do uterotrophic drugs increase the risk of fatal hemorrhagic brain Stroke? J Perinat Med 2011; 39:23-26 PMID: 20954850(Ⅲ)

4. Morikawa M. et al.: Do utrotonic drugs increase risk of abruptio placentae and eclampsia? Arch Gynaecol Obstet 2013 Nov 29[Epub ahead of print] PMID; 24292106(Ⅱ)

5. 寺木良巳　Prostaglandin による高血圧と脳内出血、その成因と安全対策の盲点．新薬と臨牀．62;2118—2132．2013．

6. Berde B. Some observation on the circulatory effects of oxytocin, vasopressin and similar polypeptides.　Advanses in Oxytocin Research. Pergamon Press:1964.

7. 寺木良巳　Prostaglandins の子宮胎盤循環に及ぼす影響．　第 26 回日本産婦人科学会総会抄録．1974 .p.76

8. Teraki Y. : Experimental approaches to the placental dysfunction caused by serotonin and prostaglandins. Abstract 6th Asian Congress of Obs & Gyn. 1974; p.271-279.

9. Teraki Y. Effects of prostaglandins, serotonin and polypeptides on utroplacental circulation and uterine contraction in rats. J New Rem & Clin 2013; 62: 902-16.

10. Teraki Y, Maemura S. : Effects of prostaglandins and several vasoactive substances on blood pressure, respiration and blood flow by intra-ventricular, intra-arterial and intravenous routes. SHIGAKU(Odontology: J of Nippon Dental University) 1989; 76: 1246-57.

11. Hacker and Moore's Essential of Obstetrics and Gynecology,Hypertensive Disorders of Pregnancy　175

12. Goodman & Gilman's The Pharmacological Basis of Therapeutics 12nd Edition, Mc Graw-Hill Professional: 2010

13. 日本医療機能評価機構　産科医療補償制度再発防止に関する報告　2015年3月

第 11 章 Journal 原著論文

Original Paper

Tocographic Signs of Fetal Asphyxia and Maternal Cerebral Hemorrhage as Seen on the Tocogram

Name of author: Yoshimi Teraki,M.D.,Ph.D.

Hospital affiliation: Yamagata Tokushukai Hospital, 2-3-51 Kiyosumi, Yamagata 090-0834 Japan

Address correspondence and reprint requests to Dr.Yoshimi Teraki, Yamagata,Japan

Telephone:023-647-3434

Fax:023-647-3400

E-mail:yoshimi.teraki@tokusyukai.jp

Keywords:tocograph,$PGF_2\alpha$,hypertonus,fetal distress,hemorrhagic stroke

原著

トコグラムにみる胎児仮死、脳内出血の徴候

寺木　良巳

山形徳洲会病院　婦人科

〒990-0834　山形県山形市清住町２丁目３番地の51

キーワード：トコグラフ、$PGF_2\alpha$、ハイパートーヌス、胎児ジストレス、脳内出血

Abstract

Objective: To analyze clinical obstetric data to explore whether the risk of fetal distress and cerebral hemorrhage may be predicted from fetal heart rate (FHR) and uterine contraction curve waveforms obtained with a cardiotocomonitor.

Subjects and method: Data on 4 cases with events occurring during delivery were analyzed to make real-time triage observation using P1-values derived from time-integrated tocographic waveforms.

Results: Excessive uterine contraction and bradycardia crossed to result in uterine ischemia and fetal distress in 2 spontaneous labor cases involving induction with metreurysis and oxytocin. In the other 2 cases receiving $PGF_2\alpha$, overdoses led to hypertonus along with hypertension and cerebral hemorrhage.

Conclusion: Approximation of a FHR depression curve to the height of uterine contraction curve on a tocogram indicates a state of uterine ischemia and seems to urge emergency measures. Hypertonus seen in patients receiving $PGF_2\alpha$, on the other hand, gives rise to placental ischemia with a predictable increased risk of hypertension and cerebral hemorrhage.

抄録

目的：分娩監視装置によって得られる二つの波形、胎児心拍数と陣痛曲線から、fetal distress と脳内出血の危険を予知し得るかどうか解析した。

対象並びに方法：分娩時、事象のみられた4症例のトコグラムの波形を時間で積分したP1値を用いて分析し、リアルタイム・トリアージに観察した。

結果：自然陣痛、メトロ、オキシトシンでの誘発　2症例は過収縮と徐脈とクロスし、子宮乏血となり fetal distress がみられた。また、$PGF_2\alpha$による2症例は過量投与によりhypertonus となり高血圧と脳出血がみられた。

結論：トコグラムにみられる胎児心拍数の減少と子宮収縮の高さが接近することは、子宮乏血の状態にあり、緊急の対応が望まれる。一方、$PGF_2\alpha$にみられる hypertonus は胎盤乏血を招き、高血圧、脳内出血の危険度が増すことが予測される。

Introduction

Observation with a cardiotocomonitor is indispensable to the present-day management of labor and delivery. A guideline whereby the fetal function status is graded on a 5-level scale based on a combination of the following 3 variables: fetal heart rate (FHR) baseline variability, FHR baseline and transient bradycardia in the FHR monitoring, to diagnose fetal dysfunction when at levels 3 to 5, was set in the Japan Guidelines for Obstetrical Practice 2011 [1]. In the US NICHD Guideline published in 1997 [2], it is stated that whether fetal well-being is impaired or not is to be assessed on the basis of classification of FHR changes into three categories. However, abnormalities revealed by FHR monitoring are diversified and that patient demographic and clinical characteristics are also varied; thus, it is not always the case that they can be appropriately and readily coped with. Therefore, real-time triage to follow the patient's parturient course with chronologic comparison is considered important.

はじめに

分娩の管理に分娩監視装置での観察は必要不可欠となっている。胎児心拍数モニタリングで、基線細変動、心拍数基線、一過性徐脈の組み合わせによる5段階にレベル分類され、レベル3～5が胎児機能不全と診断する指針が、2011年に日本産婦人科診療ガイドラインに掲載された[1]。また、1997年に発表された米国NICHDのガイドライン[2]でも3種の心拍数の変動により胎児well-beingは障害されているかどうかを判断すると述べている。しかし胎児心拍数モニタリングが示す異常は多種多様であり、また患者背景も多様で、適切な対応は必ずしも容易でない。このため分娩経過を追って比較してゆくリアルタイム・トリアージが重要と思われる。

Exploring the methodology that would enable temporal expression of changes in the above-mentioned 3 elements, the present author gained an idea that the momentum of tracing waveforms might be expressed in terms of the temporal integral of the waveform, i.e., values measured with a planimeter, and found that chronologic changes in heart rate can be expressed in terms of real-time triage by quantitatively analysis of fetal cardiotocograms [3].

A cardiotocomonitor enables recording of FHR waveforms (displayed on an upperpanel) and uterine contraction curves (on allower row). A factor that brings about changes in FHR during parturition is labor pains. It is of crucial importance whether rhythmic contractions and relaxations of the uterus are proceeding effectively at delivery. Waveforms of uterine contractions in weak labor and during the first and second stages are seen within the limits of physiological uterine contraction; whereas such conditions as tachysystolia, hyperactivity and hypertonus progress into dangerous hypercontractility. Therefore, fetal distress must be evaluated in the light of its interrelation with uterine contraction curve. The state of how labor pains and their intermissions are synchronized with cardiotocographic changes forms a critical turning point to fetal distress.

それには先に挙げた 3 要素の変化を時間的にまとめて表現出来る方法を模索したところ、筆者「3」波形を時間的に積分した値、すなわち、Planimeter 値が、波形の運動量を表現し得ると考え、胎児心拍数図を数量的に解析し、心拍数の時間的変動をリアルタイム・トリアージで表現できることを見出した。

分娩監視装置では上の段に胎児心拍波形、下の段に子宮収縮曲線が記録できる。分娩中、胎児心拍数に変動をもたらす要因となっているのは陣痛である。子宮の律動的な収縮と弛緩が胎児の娩出に際して効果的に行われているかどうかが重要である。微弱陣痛、分娩第1期、第2期の波形は、生理的な子宮収縮の範囲内にみられるが、tachysystolia, hyperactivity, hypertonus などは dangerous hypercontractility となる。したがって fetal distress は陣痛曲線との相互関係において評価しなければならない。陣痛発作、間歇時と心拍数図の変化が、どのように同期しているかが fetal distress の大きな分かれ目になっている。

It has been reported by Caldeyro-Barcia [4], Hon [5], and Sakamoto [6] that fetal hypoxia increases in severity with increasing approximation of FHR depression to elevation of uterine contraction. The uterine activity has been and is expressed conventionally as the product of intensity of uterine contraction multiplied by number of contractions in a 10-min period. Caldeyro-Barcia proposed expression of the intensity of uterine contraction in Montevideo units, normally being 100-140 mmHg during the first stage of parturition and about 150-191 mmHg during the second stage [7]. According to the typical tocograms of stage 2 labor presented in William's textbook [8], the intensity was 52, 55, 47, 44, and 48mmHg and the frequency was 242 Montevideo units as a sum of 5 contractions. The charts, nevertheless, do not include data concerning tonus. Uterine contractions should be regarded with tonus incorporated. When the chart is compared to a mountain and its skirts, the mountain part accounts for 51% and the skirts part accounts for 49%; hence, practically half and half.

胎児心拍数の減少

と子宮収縮の上昇が接近する度合いによって hypoxia が増加してくることが、Caldeyro-Barcia[4], Hon[5], 坂元 [6] らによって報告されている。従来より uterine activity は子宮収縮の intensity と 10 分間における回数の積により表されてきた。すなわち、Caldeyro-Barcia は子宮収縮の強さを Montevideo Units で表すことを発表した[7]。分娩第 1 期には 100~140 mmHg, 第 2 期には 150~191 mmHg 程度であると。また William's の著書[8] に分娩第 2 期の典型的な陣痛図があり、intensity はそれぞれ 52, 55, 47, 44, 48 mmHg で、frequency は 5 回で Montevideo で 242 単位となる。しかし tonus は含まれていない。子宮収縮はトーヌスも含めてみなければならない。トーヌスの部分を山と裾野に例えれば半々である。図の例ではトーヌスを 15mmHg とすると、山の部分が 51%、裾野の部分が 49%の割合いになる。

Caldeyro-Barcia [7] described that the uterine tonus was 7-9 mmHg following oxytocin infusion at 1-2 mU/min, 12 mmHg at 16 mU/min, and 14 mmHg at 32 mU/min, resulting in emergence of hypertonus. The tonus is estimated to be 15 mmHg in the chart presented. What is of clinical concern is emergence of hypertonus following prostaglandin infusion. A gently sloping pattern of contraction curve lies in elevation of tonus. Because incoordinate waveforms occur with prostaglandin unlike oxytocin producing coordinate waveforms, it is difficult to grasp physiological contraction waveforms in patients receiving prostaglandin infusion. As contractions become stage 2-like in waveform, they draw close to coordinate contractions. Thus, such protracted delay in grasping the hypertonus resulted in the occurrence of infelicitous events. The cases are reviewed below.

Caldeyro-Barcia[7]はオキシトシン　1~2 mU/min でのトーヌスは 7~9mmHg、16mU/min では 12mmHg, 32mU/min で 14mmHg になり hypertonus が現れるとし、図でのトーヌスは 15mmHg とみられる。これが問題になるのはプロスタグランジンでは hypertonus がみられることである。なだらかな曲線はトーヌスの上昇にある。オキシトシンの様に coordinate の波形でなく incoordinate の波形がみられるため、生理的な収縮の波形を捉えがたい。分娩第 2 期様の収縮になると coordinate の収縮に近づく。この様な hypertonus の把握が遅れたため、不幸な事象が発生している。これらを次に症例で示すことにする。

Subjects and methods

Tocograms recorded by the method of external tocography using a cardiotocomonitor in 4 cases of events that occurred during labor and recently reported to the author were analyzed. Types and doses of drugs administered, metreurynters used for induction of labor, etc. were described for each case along with pertinent information on course of parturition, blood pressure data and clinical manifestations presented in figures. For fetal tocograms and quantification of uterine contractions, data were obtained by planimetric measurements and expressed in terms of changes in area under the waveform curve per unit time, in mmHg·min (hereafter, Pl-value).

対象ならびに方法

最近、筆者に寄せられた分娩時の事象 4 症例について、分娩監視装置に記録された外測法によるトコグラフを解析した。投与薬物の種類と用量、誘発に使用したメトロリエンテルなど、事例ごとに記述し、分娩経過、血圧、臨床症状など図に取り入れた。また、胎児心拍数図、子宮収縮の数量化には Planimeter 計測を行い、波形で囲まれた単位時間当たり面積の増減を Planimeter 値で表した。

Results

1.Fetal Asphyxia due to Hypertonic Uterine Contraction

S. Y., a 26-year-old primipara. The patient was seen because of onset of labor at 40 weeks and 2 days of gestation. At 9 h prior delivery, the cervix was found dilated 3 cm with 4 strong uterine contractions (≥60mmHg) in 10 minutes. At 6 h prior to delivery, the cervix became dilated to 7 cm with persistent uterine hypercontraction (370-428mmHg·min) lasting longer than 2 h along with a fall of fetal heart rate from 160 bpm to 120 bpm. A sinusoidal pattern appeared at 2 h prior to delivery. There was a crossing of a peak uterine contraction and fetal bradycardia at 1 h before spontaneous delivery. Birth asphyxia, grade II; and outcome, severe cerebral palsy (Fig. 1).

結果

1.過強陣痛による胎児仮死

S.Y.,26歳、初産婦、妊娠40週2日、陣痛発来のため入院、分娩9時間前、子宮口は3cm開大、陣痛は60mmHg以上の強い子宮収縮が10分間に4回みられた。分娩6時間前、子宮口7cm開大となり、planimeter値 370~428 mmHg/min の過収縮が2時間以上持続し、胎児心拍数も160bpmより120 bpm以下に下降、分娩2時間前 sinusoidal pattern が現れた。娩出1時間前、子宮収縮の山の頂点と徐脈がクロスした後、自然に娩出した。仮死II度、転帰、重度脳性まひ（図1）。

Figure 1

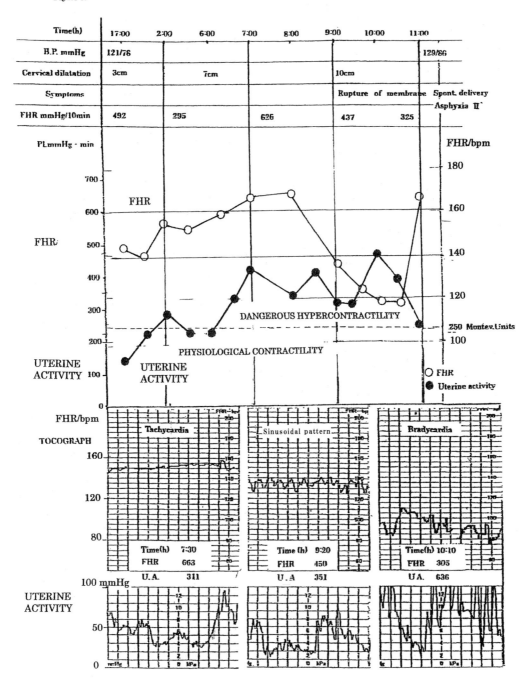

Figure 1. Changes in fetal heart rate and uterine activity over time following spontaneous labor in case 1.

2.Uterine Rupture during Induction of Labor

Y.S., a 33-year-old multipara. The patient had a history of delivery by caesarean section at a prior gravida. At 40 weeks and 6 days of gestation, she was admitted to the hospital because she had gone past the estimated due date. On the day before actual parturition, insertion of a "mini-metoro" metreurynter was performed for induction of labor but failed to lead to onset of labor. Seven h later, spontaneous expulsion of the sac and dilatation of the cervix to 6 cm occurred, and metreurysis was followed by onset of labor pains. There were intense uterine contraction (391mmHg·min) and fetal tachycardia (160bpm) at 16 h before delivery. The FHR was found decreased at 12 h before delivery, and a crossing of the uterine contractility curve and the fetal bradycardia curve remained persistent till the following day. At 3 h before delivery, the severe labor pains from the previous night was noted to have disappeared and the fetus was tachycardiac. Oxytocin infusion was then started at an initial rate of 30ml/h and, during continued infusion at a gradually increased dosage of 80ml/h, an excessive uterine contraction and simultaneous uterine rupture occurred.She was delivered by caesarean section of a baby, who was resuscitated with an Apgar score of 1. The outcome was severe cerebral palsy. A tocogram during the parturient course is shown in Figure 2.

2.分娩誘発中、子宮破裂

Y.S. 33 歳、経産婦、妊娠 40 週 6 日、前回帝王切開、予定日超過のため入院、分娩前日、陣痛誘発のため、ミニメトロ挿入となる。しかし陣痛発来みられず、7 時間後、自然脱出、子宮頚管 6cm 開大、メトロ後、陣痛発来した。分娩 16 時間前、強度の子宮収縮 Pl.391mmHg.min と胎児心頻脈 160bpm がみられ、分娩 12 時間前には胎児心拍数 120bpm となり、子宮収縮高と胎児除脈の曲線（図 2）は交叉したまま翌日となる。分娩 3 時間前、昨夜の過強陣痛は消失し胎児頻脈となる。オキシトシン 30ml/h で infusion 開始、増量しながら 80ml/h 投与中、過度の子宮収縮と同時に子宮破裂がみられた。帝王切開にて児娩出、A.score 1 で蘇生、転帰、重度の脳性麻痺。分娩経過とトコグラフを図 2 に示す。

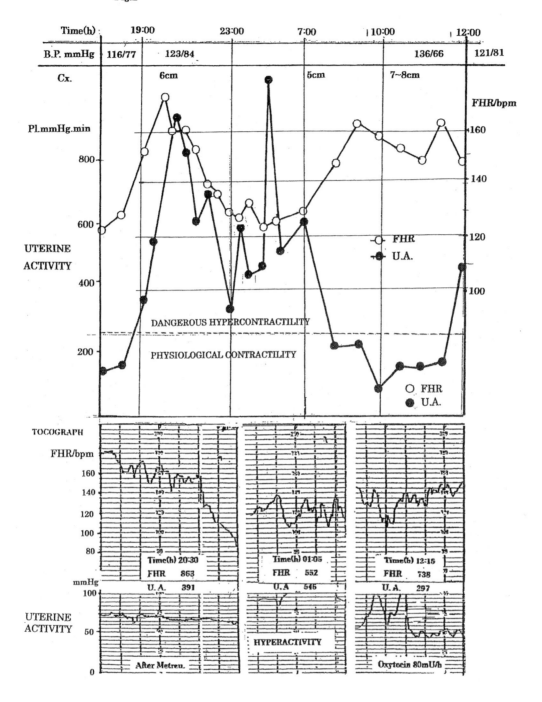

Figure 2. Chance in fetal heart rate and uterine activity over time following Metreurynter and Oxytocin infusion case 2.

3.Cerebral Hemorrhage Occurring during Parturifacient PGF$_2\alpha$ Infusion

K.Y., a 28-year-old primipara. At 41 weeks and 2 days of gestation, the patient was admitted to the hospital because she had gone past the expected date of confinement. Contractions came once or twice in every 10 minutes at 8 h prior to delivery. Her blood pressure was 110/70 mmHg until the day before delivery. There was no sign of edema. At 4 h prior to delivery, the cervix was dilated 3 cm and PGF$_2\alpha$ infusion was initiated at a rate of 3µg/min for accelerating labor, with the dosage increased progressively by 1.5µg/min at 15-minute intervals. At the start of PGF$_2\alpha$ infusion, the cervix was dilated 3 cm, blood pressure measured 130/90mmHg, and the intensity of uterine contraction was 120mmHg·min and became elevated to 300mmHg·min at 1 h of infusion, to 700mmHg·min at 2 h of infusion, and to 900mmHg·min at 3 h of infusion, eventually reaching an imperiling hypertonus state of about 300-400mmHg·min at 4 h of infusion. The FHR, on the other hand, rose to 120 bpm from a pre-infusion level of 120 bpm and was fluctuating in the region of 130 bpm at 2 h of infusion. While the patient was receiving PGF$_2\alpha$ at 18µg/min at 4 h after the start infusion, she presented with symptoms of cerebral hemorrhage such as a severe headache, nausea, and clouding of consciousness, so that the PGF$_2\alpha$ infusion was discontinued after a total dose of 3000µg. The mean infusion rate of PGF$_2\alpha$ was 12.5µg/min and her blood pressure was noted to be elevated to 170/116mmHg. The gave birth by caesarean section to a baby, who started to breathe spontaneously. The mother, however, remained persistently hypertensive and underwent neurosurgery. Maternal outcome was a persistent vegetative state. Figure 3 illustrates the course of parturition.

3.分娩促進剤　PGF$_2\alpha$投与中の脳内出血

K.Y. 初産婦、28 歳、妊娠 41 週 2 日、予定日超過のため入院、分娩 8 時間前、陣痛１０分間に１～２回、前日までの血圧 110/70 mmHg, 浮腫なし、分娩 4 時間後、子宮口 3cm 開大、陣痛促進のため PGF$_2$ α 3 µg/min より注入開始し１５分ごとに 1.5 µg/min 増量した。投与開始時の子宮口 3 cm 開大、血圧 130/90mmHg,子宮収縮の強さを表す Pl 値は投与開始前 120mmHg.min で、投与直後より上昇し、1 時間後 300mmHg.min,　2 時間後 700mmHg.min), 3 時間後 900mmHg.min と増強し、4 時間後 300~400mmHg.min 前後

Fig.3

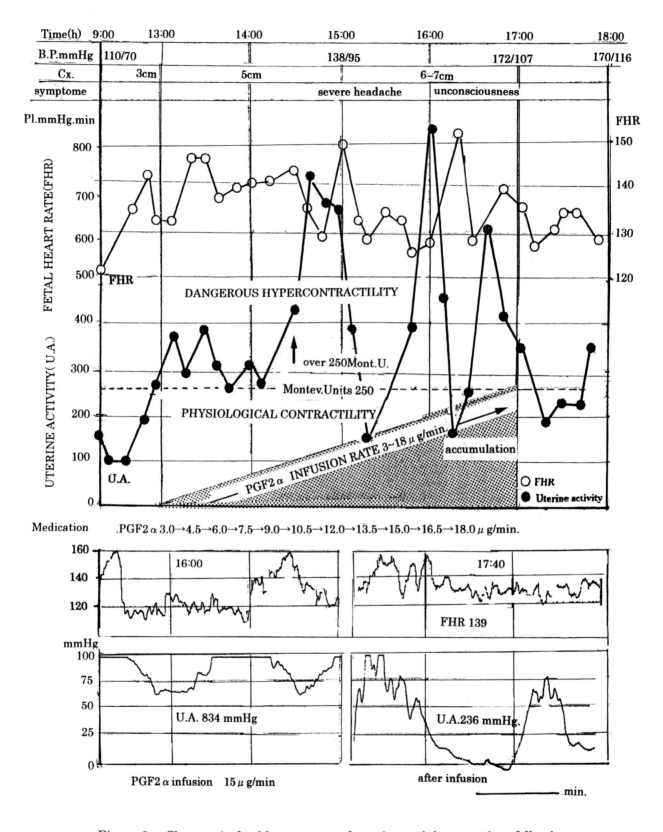

Figure 3. Changes in fetal heart rate and uterine activity over time following PGF₂ α infusion case 3.

と危険な hypertonus の状態にあった。一方、胎児心拍数は投与前 120　bpm より 140　bpm へ増加、2 時間後 130　bpm 前後を動揺していた。投与開始 4 時間後、PGF₂ α 18µg/min 投与中、患者は激しい頭痛と吐き気、意識混濁の状態と脳内出血の症状がみられた。　PGF₂ α の注入量は総量 3000µg で中止した。平均注入速度 12.5µg/min,血圧は 170/116 mmHg と上昇した。帝王切開にて胎児娩出、啼泣、自発呼吸。しかし母体は高血圧持続、脳外科手術、転帰、植物人間、分娩経過を図 3 に示す。

4. Cerebral Hemorrhage Occurring after Labor-Inducing AgentPGF₂α infusion[30-31]

K.Y., a 38-year-old primipara At 41 weeks and 2days of gestation, the patient was admitted to the hospital because she was past her due data. The cervix was not dilated on admission and her pregnancy was normal without any sign of edema with blood pressure of 110/70 mmHg until the day before admission. PGF₂α infusion was begun at 3 μg/min for induction of labor and the dose was raised by 1.5μg/min every 30 minutes. The intensity of uterine contraction was approximately 120mmHg-min before the start of PGF₂α infusion and became augmented to 250-350mmHg.min after the start of infusion. The hypertonus state persisted for >7h. The FHR was about 140bpm and was fluctuating in the region of 130bpm at 2h before delivery. The PGF₂α infusion was terminated after a total dose of 6000μg at 8h of infusion. There was no onset of labor pains and the cervix remained dilated only to 1-2cm. At this time point the patient complained of headache and nausea while the blood pressure was not measured. At 2h after the termination of infusion,her intensity of uterine contraction was elevated to 500mmHg.min and she complained of severe headache,nausea, ocular symptoms,etc. Her blood pressure also was elevated to 156/77-189/105mmHg and she was delivered by caesarean section of a baby. Apgar score was 6, and the mother was diagnosed with cerebral hemorrhage and had brain surgery. Maternal outcome was death. The course of parturition is shown in Figure 4.

Fig.4.

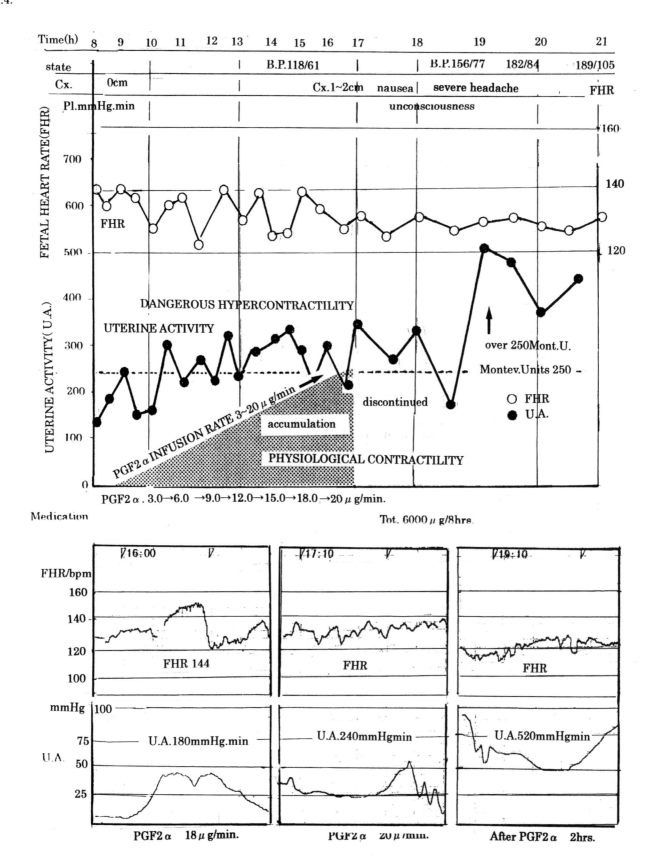

Figure 4. Changes in fetal heart rate and uterine activity over time following PGF₂ α infusion case 4.

4. 陣痛誘発：PGF₂α投与後の脳内出血[30-31]

K.Y. 38 歳　初産婦、妊娠 41 週 2 日、予定日超過のため入院、子宮頸管未開大、入院前日まで血圧 110/70mmHg、浮腫なく正常妊娠であった。分娩誘発のため PGF$_2\alpha$ 3μg/min より注入開始、以後 30 分ごとに 1.5μg/min 増量した。投与開始前の子宮収縮は Pl 値は 120mmHg.min 前後、投与開始後 250 ～ 300mmHg.min と増強、hypertonus が 7 時間以上持続した。一方、胎児心拍数は 140bpm 前後にあり、分娩 2 時間前は 130bpm と動揺しながら推移した。8 時間後、PGF$_2\alpha$ 総量 6000μg 注入し、終了した。陣痛発来なく、頸管は 1 ～ 2cm 開大のみであった。この時点で患者は頭痛、吐き気を訴えた。血圧は 200 ？、記録なし。注入終了 2 時間後、子宮収縮Pl値500mmHg.minと上昇し、患者は激しい頭痛と吐き気、眼症状などを訴えた。血圧も 156/77，189/105mmHg と上昇、帝王切開にて胎児娩出 Apgarscore 6, 母親は脳内出血と診断され、脳外科手術。転帰、死亡。分娩経過を図4に示す。

Discussion

Uterine hypercontractility was evident in all the 4 cases of events which occurred during delivery. Toxic effects manifest themselves once contractions exceed their physiological level. One such effect is fetal asphyxia possibly due to hypoxia and another is cerebral hemorrhage due to hypertension. Excessive contraction of the uterus seems to account for the former and hypertonus induced by $PGF_2\alpha$ for the latter. Eventually, we encountered two different outcomes.

In the former 2 cases, persistent and excessively strong labor pains led to a change in FHR from tachycardia to a gradual decrease, failed to result in expulsion even despite appearance of signs of sinusoidal pattern,and further led to bradycardia to cross a peak of uterine contraction, thereby reaching a stage of parturition in a hypoxic state; it is thus inferred that the patient remained in a state of uterine ischemia due to excessive contractions over the extended period. Transient tachycardia due to uterine hypercontraction might be an incipient sign of oxygen deficiency.

考察

以上、分娩時にみられた4症例の事象では、何れも子宮のhypercontractilityがみられる。生理的収縮を超えると中毒作用が現れてくる。その一つは低酸素症によると思われる胎児仮死であり、他は高血圧による脳内出血である。前者は子宮の過収縮により、後者はPGF_2αのhypertonusによると思われる。結果として二つの異なる転帰となった。

　まず前者の症例は、過陣痛が続き児心拍は頻脈より次第に減少、sinosoidal patternの危険なサインがみられても、なお娩出に至らず、さらに徐脈となり、子宮収縮の頂点とクロスし、低酸素状態で分娩に至ったもので、過収縮により子宮乏血の状態に長時間おかれたものと思われる。子宮の過収縮による一過性頻脈は、先ず現れる酸素欠乏のサインではなかろうか。

The events observed in the latter 2 cases are thought to be ascribable to placental ischemia caused by administration of $PGF_2\alpha$. Irregular incoordinate contractions which seem to be non-physiological occurred as a characteristic feature of response to $PGF_2\alpha$. A shift to regular physiological contractions came about only after the onset of second-stage childbirth in such cases. Eventually, the dose of $PGF_2\alpha$ for labor induction/acceleration was increased to cause overdosage even in the presence of uterine contractions of second stage-like or greater intensity persisting from immediately after start of infusion onwards. It was in both these cases that the infusion was continued despite the patient being in a perilous hypertonus status with a Pl-value above the physiological limit of 250mmHg·min. This appreciably differs from oxytocin-induced uterine contraction which is regular coordinate contraction from the very start. Uterine contraction induced by $PGF_2\alpha$ is hypertonus, hence a long series of intense stressful conditions distinct from oxytocin-induced contractions which are rhythmic alternate contractions and relaxations of the uterus at delivery. It has been stressed by Caldeyro-Barcia [7] how important elevation of tonus is as compared to uterine contraction; oxytocin in doses of 16mU/min or more produces abnormal uterine hypertonus.

後者の事象は $PGF_2\alpha$ の投与により胎盤の乏血によると思われる。$PGF_2\alpha$ の特長として非生理的と思われる irregular incoordinate contraction がはじめみられる。規則的な生理的収縮への移行は、分娩第二期になって現れる。このため陣痛誘発、促進に際して、投与直後より第2期様の強い収縮がみられるのに、増量して過量投与になっている。何れも生理的収縮限界のPl値 250mmHg.min 以上で危険な hypertonus にあるのに投与を続けている。Oxytocin による子宮収縮のはじめから規則的な coordinate contraction がみられるのとは明らかに異なる。$PGF_2\alpha$ の子宮収縮は hypertonus であり、分娩時、子宮の収縮と弛緩が交互にみられる Oxytocin とことなり、強いストレスの連続である。子宮収縮に比べて、トーヌスの上昇が如何に重要かは、先に Caldeyro-Barcia[7]が述べている如く Oxytocin 16 mU/min 以上の投与では abnormal uterine hypertonus となる。

In Japan, relationship of oxytocic agents with hemorrhagic cerebrovascular accidents has been discussed in the Ministry of Health, Labour and Welfare because relevant events have been reported [11]. However, their causal relationship still remains unclear due largely to a dearth of information to serve as evidence. The present author has been attempting to elucidate this problem by clarifying the causal relationship of the dose of $PGF_2\alpha$ with the outcome.

Currently, it is generally recognized that pre-eclampsia(PE) is causally attributed to the placenta [12, 13] and oxidative stress is causative of PE [14]. Further, it has been described that oxydative stress in the placenta induces proinflammatory cytokines and anti-angiogenic factors(sFlt-1, sEng) [15] and that changes of prostanoids are causally responsible at least in part for placental ischemia.

さて、わが国では子宮収縮剤と出血性脳血管障害との関連について、事象が起きていることから厚労省「11」において議論されてきた。しかし、その根拠となる資料に乏しく、因果関係は不詳に終わっている。今回、$PGF_2\alpha$の dose と outocome の因果関係を明らかにし、此の問題を解決しようと試みた。今日、Preeclampsia(PE) は胎盤に起因すると言われる「12, 13」。 Oxydative stress が PE の原因である「14」。さらに胎盤における酸化ストレス (oxydative stress) は proinflamatory cytokines や anti-angiogenic factors (sFlt-1, sEng) を誘導する「15」とし、胎盤乏血の一因に prostanoids の変化を挙げている。

The uterotropic prostaglandins are induced via activation of cyclooxygenase (COX) stimulated by proinflammatory cytokines secreted by endometrial cells[16]. Consequently, placental ischemia results in increased tissue and placenta levels of sFlt-1, sEng and Actin A, leading to elevation of blood pressure.

その子宮収縮を $PGF_2\alpha$ は子宮内膜組織から分泌される proinflamatory cytokines により刺激された cyclooxygenase (COX)の活性化により誘発される「16」。従って胎盤乏血により sFlt-1 と sEng ならびに Actin Aの濃度が増加し、血圧の上昇が起こるとされている。

In the Hacker and Moore's textbook[17], it is stated that preeclampsia arises from impairment of prostaglandin production, that is , impaired production of vasodilators, prostaglandinE2(PGE2), prostacycline, vasoconstrictor PGF series, and thromboxanes.

It is also stated that the vasoconstrictors bring about hypoxic and ischemic damage to different vascluar beds.

また、Hacker & Moore の著書「17」には preeclampsia は prostaglandin production の障害による。すなわち、vasodilators prostaglandin E2 (PGE2), prostacycline と vasoconstrictooor PGF series と thromboxanes の産生障害によるとしている。そして vasoconstrictor は different vascular beds の hypoxic and ischemic damage すると述べている。

PGF2 α thus is clinically applied as an oxytocic agent but various disorders have been reported because of its cardiovascular effects. As regards an abortifacient effect of PGF2α [18, 19], hydropic degeneration and necrobiosis occur in part of the chorionic stroma as a consequence of placental anoxic change and degeneration, and that hyperemia of the endometrial stroma is conspicuous. Furthermore, an experimental study with human placental perfusion demonstrated that PGF2α affected placental vasculature to cause a reduction in placental perfusion volume and evoke placental vasoconstrictive reaction [20]. Exploration of effects of PGF2α on microcirculation revealed a marked decrease of blood flow in the mesometrial and mesenteric blood vessels [21].

以上の如く PGF2 αは子宮収縮剤として臨床応用されているが、循環作用がみられるため種々の障害がみられる。PGF2 α の流産作用「18，19」では胎盤の anoxia change, degeneration の結果として chorionic stroma の一部に、hydropic degeneration, necrobiosis がみられる。また endometrial stroma の充血が著明である。またヒト胎盤灌流実験、胎盤血管に対し PGF2 αは胎盤灌流液量の減少、胎盤血管収縮反応がみられた「20」。また微小循環に及ぼす PGF2 α の作用を子宮間膜血管、腸間膜血管で調べたところ、いずれも著明な血流の減少がみられた「21」。

Meanwhile, serotonin is regarded as a cause of toxemia of pregnancy; however, its hypertensive effect is controversial [22]. It is an autacoid like PGs and has a fetolethal effect [23] of which the site of action lies in the placenta, and that this effect can be prevented by use of an antagonist, hence indicating serotonin antagonism in the placenta. We also have found in our studies on experimental toxemia of pregnancy that $PGF_2\alpha$ administered during a terminal stage of gestation caused a marked reduction in placental blood flow and elevation of blood pressure with persistent hypertension [24, 25]. We made a report on effects of PGE_1, PGE_2 and oxytocin on uteroplacental blood flow [25]. All above findings indicate that the placenta has an important role in the mechanism of development of hypertension at delivery. It is also known from the biochemical viewpoint that placental ischemia gives rise to elevation of blood pressure as afore mentioned. Contemplation over a question of why the latter events occurred points to a concern about dosage.

さて、妊娠中毒症の一因子としてセロトニンが挙げられているが、その高血圧作用について議論「22」のあるところである。プロスタグランジンと同じオータコイドであり、胎児致死作用「23」があり、その作用部位は胎盤にあることが、セロトニンの拮抗剤で防禦出来ることから、セロトニンの胎盤における拮抗作用が明らかになった。また、実験的妊娠中毒症の実験において、$PGF_2\alpha$を妊娠末期に投与すると、胎盤血流の著明な減少と血圧上昇、高血圧が持続することを見出した「24、25」。PGE_1,PGE_2,oxytocin の子宮胎盤血流量に及ぼす影響についても報告した「25」。以上の事から分娩時の高血圧の発症機序に胎盤が重要な役割を果たしていることが明らかになってきた。生化学的にも、前述の様に胎盤乏血が血圧を上昇させることが知られている。後者の事象がなぜ、起こるか考えてみると投与量に問題があることがわかる。

Previously, the present author calculated relative potencies of PGF$_2\alpha$ and oxytocin and stressed importance of using these agents in low doses[26, 27]. Karim described that PGF$_2\alpha$ infusion at a constant rate even as low as 0.05 μg/kg/min sufficed[28]; whereas in the 2 cases of events reported herein, the infusion dosage was 12.5 μg/min on average. The allowable infusion rate for PGF$_2\alpha$ is 3-25min(i.e., 0.05-0.417/kg/min) according to the Guidelines in Japan[29]and gives rise to our grave apprehesion about overdose(Fig.5).

先に筆者「26、27」」はPGF$_2\alpha$とoxytocinの効力比を算定し、低用量で使用すべきことを報告した。Karim[28]はPGF$_2\alpha$0.05μg/kg/minの一定量の注入でも有効であるとしているが、事象の2症例は平均して12.5μg/minの投与となっている。わが国のガイドライン「29」ではPGF$_2\alpha$ 3~25μg/min(0.05~0.417μg/kg/min)を可としている（図5）が、over doseが懸念される。

Disclosure

The author has no conflicts of interest to report.

Fig.5 Cumulative doses of PGF$_2$ α in relation to dosing methods(schematic illustration of over dose).

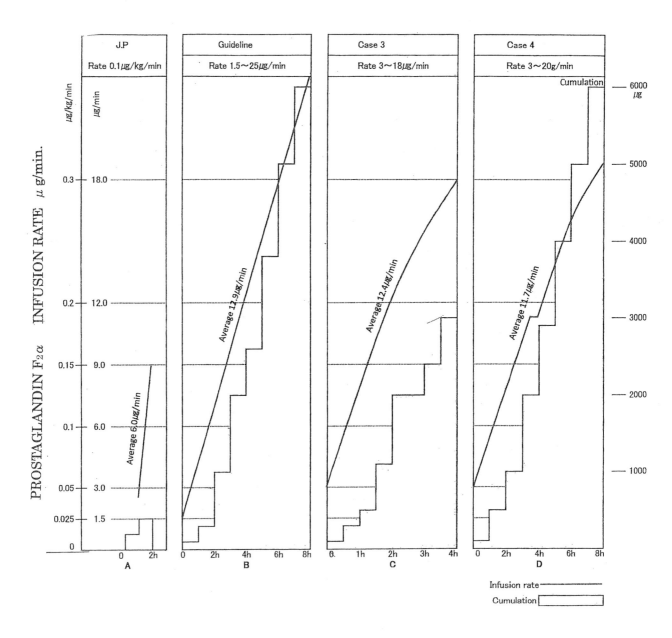

Japanese Pharmacopoeia(J.P.), JSOG Guidelines and actual cases. Mean infusion rate: A, J.P. 6 μ g/min; B, JSOG Guidelines, 12.9 μ g/min(8 hours); C, case 3, 11.7 μ g/min(4 hours); and D, Case 4, 12.4 μ g/min(8hours).

References

1. OkaiT. et al.:Intrapartum management guidelines based on fetal heart rate pattern classification. J Obstet Gynecol Res 2010;36:925-928 PMID: 21058434 (III) (Guideline)

2. Electronic fetal heart rate monitoring: Research guidelines for interpretation. National Institute of Child Health Planning Workshop. Am J Obstet Gynecol 1997;177:1385-1390 PMID:9423739 (Guideline)

3. Teraki Y: Comparative potency of prostaglandin $F_2\alpha$ and oxytocin in the isolated human pregnant uterus. Acta Obst Gynec Jpn 1973;25:1213-1222.

4. Mendez-BauerC,AmllC,GulinL,EscarcenaL,Caldeyro-BarciaR.Relationship between blood pH and heart rate in te human fetus during labor. Am. J. Obst. & Gynec 1967; 97: 530.

5. HonEH. An introduction to fetal heart-rate monitoring. Harty Press Inc., New Haven, Connecticut. 1969.

6. Fujii H, Horiguchi S, Sakamoto S:Clinical significans of fetal heart rate.. *Sanfujinka-no-sekai* (The World of Obst Gynce) 20;1015, 1968.

7. Caldeyro-BarciaR,Sica-BlancoY, Poseiro JJ, Gonzaleg-PoizzaA, Menday-BauerC, Fielitz C, Alvarey H,PoseSV, Hendricks CH. A quantitative study of the action of synthetic oxytocin on the pregnant human uterus. J. Pharmacol Exper Therap 1957;121:18.

8. William's Obstetrics2010;23Ed. 464-469

9. Teraki Y.: Tissue distribution and fetal uptake of 3H-prostaglandin $F_2\alpha$ in rats.*Oyo-Yakuri*(Applied Pharmacology) 1979;18:125-136.

10. Teraki Y.: A study on distribution in organs and transplacental passage using radiolabeled autacoids (14C-5-HT and 3H-PGF2α) J. New Rem & Clin2013;62:1385-1388.

11. Pharmaceuticals and Medical Devices Agency: A survey of the risk of hemorrhagic cerebrovascular disorder, ablation placentae and eclampsia due to labor-inducing drugs. The Ministry of Health, Labour and Welfare of Japan; July 10, 2013.

12. National High Blood -Pressure Education-Program Working Group–Report on

High Blood-Pressure in Pregnancy. Am J Obstet Gynecol 1990;163:1691-1712.

13. Redman CW. Current Topic: Pre-eclampsia and the placenta. Placenta 1991;12:301-308.

14. Bosco C,Gonzalez J,Gutierrez R, Parra-Cordero M, Barja P, Rodrigo R.Oxidativedamage to pre-eclamptic placenta: Immunohistochemical expression of VEGF, nitrotyrosine residues and von Willebrand factor. J Matern Fetal Neonatal Med 2012;25:2339-2345.

15. GabbeSG, LandonMB: Obstetrics Normal and Problem Pregnancies. In 6th Ed..Elsevier 2012, pp 781-789.

16. Cindrova-Davies T, Yung HWW, Johns J, et al: Oxidative stress, gene expression, and protein changes induced in the human placenta during labor. Am J Pathol2007;171:1168-1179.

17. Hacker and Moore's Essentials ofobstetrics and gynecology. Hypertensive disorders of Pregnancy.5th Ed.,Saunders Elsevier 2010,pp 175-182.

18. Teraki Y, Maemura S, et al. Actual circumstances of early or mid-term induced abortions by PGF2α extravelamentous injection. *Sanfujinka-no-sekai*(The World of Obstetrics and Gynecology) 1974;26:59-66.

19. Teraki Y. Influence of prostaglandins and serotonin on the fetus and uterus and effects of those antagonists. J New Rem & Clin 2013;62:169-176.

20. Teraki Y. Effects of prostaglandins and serotonin on placental blood vessels and effects of antagonists. J New Rem & Clin 2013;62:1252-1257.

21. Teraki Y. Effects of prostaglandins, serotonin and polypeptides on the mesentric and mesometrial microcirculation in rats. J New Rem & Clin 2013;62:918-929.

22. Vanhoutte PM. Does 5-hydroxytryptamine play a role in hypertension?TIPS 1982;370

23. Teraki Y. An experimental study on the mechanism of fetolethal activity of 5-HT and effects of its antagonists. Acta Obst Gynec Jpn 1968;20:1639-1645.

24. Teraki Y, Nagumo H, et al. Experimental approaches to the placental dysfunction caused by serotonin and prostaglandins. The 6th Asian Congress of Obstetrics and Gynecology. Collection of Abstracts;1974:271-279. Kuala Lumpur, Malaysia.

25. Teraki Y. Effects of prostaglandins, serotonin and polypeptides on uteroplacental circulation and uterine contraction in rats. J New Rem & Clin 2013;62:902-916.

26. Teraki Y. Comparative potency of prostaglandin $F_2\alpha$ and oxytocin in the isolatedandhuman pregnant uterus. Acta Obst GynecJpn 1973;25:1213-1222.

27. Teraki Y. Comparison of uterine-stimulating actions, calculated blood levels and half-lives of prostaglandin $PGF_2\alpha$ and oxytocin following administration to pregnant women near term. Acta Obst Gynec Jpn 1974;26:1175-1183.

28. Karim SMM.Trussell RR, Hiller K, Patel RC: Induction of labour with prostaglandin F2 α , J Obstet Gynaec Brit Comm1969;76:769-782..

29. Japan Society of Obstetrics and Gynecology and Japan Association of Obstetricians and Gynecologists (eds.): Guidelines for Obstetrical Practice, Japan Society of Obstetrics and Gynecology 2014.

30. Teraki Y. Hypertention and intracerebral hemorrhage caused by prostaglandin - The underlying etiology and a blind spot in safety measures . J. New Rem. & Clin 2013. 62:2118-32.

31. Teraki Y. Life or death depending on micrograms. J. New Rem. & Clin. 2014. 63: 1408-18.

おわりに

ＰＧによる産婦の合併症について

　冒頭に於いても述べたように associated in deleterious maternal effects のために、諸外国では$PGF_2\alpha$は子宮収縮薬として承認、販売されていない。deleterious effects とは何かを考えてみると有害な作用、中毒作用に当たるものと思われる。しかし、プロスタグランジンは有害な物質ではない。有用な生理的物質で、同じオータコイドであるセロトニンも脳、腸に多く存在している重要な物質である。局所ホルモンとも呼ばれる。オキシトシンの様に脳下垂体で分泌され、血液によって子宮に運ばれるホルモンと異なり、プロスタグランジンは精嚢から生成されるだけでなく、生体のほとんどあらゆる細胞から刺激により遊離されることが知られている。プロスタグランジン類は組織や細胞に貯えられていない。従って信号を受け取ると瞬時にしてプロスタグランジン類が生成され、細胞機能を調節するので、生理的状態や病態においてこれらが産生され、症状を作っていることは明らかである。言い換えるとオキシトシンの刺激により、プロスタグランジンが産生され、子宮や胎盤に作用する。陣痛発来により生理的に調整されると自然分娩で終了する。しかし、外部から過剰な刺激、過量投与された場合、生理的調節機能は失われ、中毒作用が現れて来るのではないだろうか。セロトニン、プロスタグランジン投与によりラット、マウスに胎児致死がみられる。この機序を本書では薬理学的に解明した。結果として、血管平滑筋の収縮作用に起因することが知られた。

　William'sOBSTETRICS(前出)には脳内出血の最も一般的な原因として、慢性的な高血圧による微小循環（細動脈、毛細血管、細静脈）の損傷とされている。本書でも述べたが、^{3}H-$PGF_2\alpha$ $5\mu g/kg/i.v$ を妊娠ラットに投与すると脳に 10900dpm/g 取り込まれるが、$20\mu g$ では 3200dpm, $300\mu g$ の用量では 2200dpm(20.2%) に減少した。子宮では初期値の24.5%、18.8%に減少、また胎盤でも $20\mu g/kg/i.v$ で 36000dpm の取り込みが、$300\mu g$ では 2600dpm(7.17%) に著名な減少がみられた。この様に$PGF_2\alpha$の臓器血流への減少は明らかである。特に子宮、胎盤の乏血はWalsh(前出)が子癇前症の原因となる事を記述している。

　胎盤乏血は胎盤変性を伴い昇圧因子が出て、脳内出血をもたらすことが、生化学的にも知られている。子宮収縮による子宮血流量の減少も、過収縮が持続すれば、胎児に低酸素症をもたらし、結果として胎児仮死となって娩出される。一概に子宮胎盤血流と呼ばれるが、セロトニンの如く子宮収縮と血流に大きな影響がなく、胎盤に著明な血流静止がみられる。オキシトシンに子宮血流の減少はみられるが、胎盤血流の減少は明らかでない。$PGF_2\alpha$では著明な子宮、胎盤血流の減少がみられる。オキシトシンと $PGF_2\alpha$、5-HT の受容体が異なるように、オキシトシンは子宮への作用のみ、$PGF_2\alpha$は子宮と胎盤へ作用するものと思われる。オキシトシンは少量の 0.5 ミリ単位 / 分、$PGF_2\alpha$は 3.0μg/ 分より収縮がみられ、血中濃度も分娩時 Ox.0.04mU/ml, $PGF_2\alpha$ 1.97ng/ml と微量である（前述）。従って用量範囲内での投与が原則と考える。米国などで $PGF_2\alpha$が承認されていない理由は分からないが、副作用の問題にあると思われる。当時の文献に次の様な報告がある。

Spellacy and Gall have pointed out, that the resulted of their studies with PGF$_2\alpha$ showed a significant increase in maternal complications. However, fetal heart rate and the Apgar scores were not affected. Neverthless, it was suggested that considerable caution should be exercised in the use of PGF$_2\alpha$ for the induction of labor(J. Reprod. Med. 9:300, 1972)

　ここでいう PGF$_2\alpha$ による母体の合併症に脳内出血、死亡の記載はみられないが、帝切の増加、ハイパートーヌス、ほてり、静脈炎、嘔吐、吐気、下痢などの症状が oxytocin に比べて増加すること等を報告している。この時点で、他の治験成績でも同様であるが、高血圧作用を認識していない。Goodman & Gillman's の薬理学の教科書には実験動物では血管収縮のために PGF$_2\alpha$ により血圧は上昇する。しかし、ヒトでは PGF$_2\alpha$ は血圧に影響しないと（現在でも）記載されている。本書では薬理の実験により、高血圧作用がみられること、また臨床においても分娩中、2例の高血圧、脳内出血の経過をトコグラムで分析した。
上記の様に胎児に影響がなく、母体に脳内出血があり、植物人間、死亡の転帰をみた。

　最近（2004～8年）産科崩壊を招いた3大事件として分娩時の死亡が挙げられる。その一つ 2006 年の所謂、"たらい回し事件"は「病院受け入れ拒否：意識不明、6時間放置、妊婦転送で 18 病院、脳内出血死亡」とある。脳内出血か子癇発作かの判別困難で刑事立件は見送られ、民事請求も棄却された。これでは死に損である。何故か、発症から手術までの対応が論点であり、発症の原因究明の記録はみられない。それ故、著者は分娩経過の記録より此の事件の背景を、指示する医師の立場から診た。患者は予定日超過のため、朝9時入院、その 20 分後から陣痛促進剤（PGE$_2$）を1時間ごとに用い、全6錠で分娩を促進、午後6時頃には規則的な陣痛が起こり始めた。翌朝、午前0時過ぎ、患者は激しい頭痛を訴え、嘔吐し、意識不明となった。午前1時過ぎ、異常な高血圧、痙攣発作などが起こった、とある。裁判ではこの PGE$_2$ の投与と脳出血の因果関係に触れている記録はみられない。しかし、原因は PGE$_2$ の副作用と考えられるが、如何であろうか。本書での2例の PGF$_2\alpha$ の事例と類似している。胎児に異常なく、母体に高血圧、脳出血、術後死亡である。PG の薬理学的研究の結果からも本剤は、微小循環系の影響が大きく、高血圧、出血性脳血管障害の原因と考えられる。上記 Spellacy らの治験段階での PGF$_2\alpha$ の副作用により、米国などでは一連の子宮収縮剤としての開発を中止したものと思われる。未だに諸外国の産科、薬理学の教科書に PG は子宮収縮薬としての記載はみられない。

　終わりに筆者は仏法でいう「医眼の都るところ百毒薬と変じ、・・・」すなわち、名医がみて処方すれば、毒薬変じて妙薬となるが、逆に薬変じて毒と為すような匙加減[1] ではあってはならないと思う。
　　1）寺木良巳　マイクログラムでの生と死　新薬と臨牀 2014. 63；2014-18.

〔本書は著者の原論文を、主にダイレクト製版により制作いたしました。〕

「著者略歴」

寺木良巳　てらきよしみ

1929年　福島県に生まれる
1945年　福島県立会津中学校卒業
1949年　東北薬学専門学校卒業
1952年　岩手大学学芸学部修了
1956年　岩手医科大学医学部卒業
1957年　米国ハーバード大学留学
1957年　米国マ州聖ルカ病院研修医
1959年　米国マ州聖アン病院レジデント
1962年　新潟大学大学院医学研究科中退
1967年　昭和大学医学部非常勤講師
1967年　医学博士
1970年　大森赤十字病院産科副部長
1976年　聖マリアンナ医大助教授
1984年　日本歯科大学教授
1992年　岩手医科大学客員教授
1994年　日本解剖学会名誉会員
2012年　日本薬理学会永年会員

分娩の生理と合併症

子宮収縮剤の本質と過剰投与の背景

分娩誘発　より安全に、より確かに

2018 年 10 月 29 日発行

著　者　　寺木良巳
発行者　　栁本和貴
発行所　　㈱考古堂書店
　　　　　〒951-8063　新潟市中央区古町通四番町 563
　　　　　℡　025-229-4058　http://www.kokodo.co.jp
印刷所　　㈱ジョーメイ

© Yoshimi Teraki 2018 Printed in Japan
ISBN 978-4-87499-873-1